»Jede Formulierung ist auch ein Nachweis Ihrer beruflichen Kompetenz.«

STEFANIE HELLMANN

pflegebrief
– die schnelle Information zwischendurch
Anmeldung zum Newsletter unter www.pflegen-online.de

Bibliografische Information der Deutschen Nationalbibliothek
Die Deutsche Nationalbibliothek verzeichnet diese Publikation in der Deutschen National-
bibliografie; detaillierte bibliografische Daten sind im Internet über https://dnb.de abrufbar.

ISBN 978-3-8426-0813-9 (Print)
ISBN 978-3-8426-9012-7 (PDF)
ISBN 978-3-8426-9013-4 (EPUB)

Die 1. und 2. Auflage erschienen unter dem Titel »Formulierungshilfen Soziale Betreuung
und Alltagsgestaltung« im Brigitte Kunz Verlag bzw. der Schlüterschen Verlagsgesellschaft

© 2020 Schlütersche Verlagsgesellschaft mbH & Co. KG,
    Hans-Böckler-Allee 7, 30173 Hannover

Titelbild: Yakobchuk Olena – stock.adobe.com
Covergestaltung und Reihenlayout: Lichten, Hamburg
Druck: Beltz Bad Langensalza GmbH, Bad Langensalza

Inhalt

Vorwort

Die Soziale Betreuung und Alltagsgestaltung gehört zu den zentralen Leistungen stationärer/teilstationärer Pflegeeinrichtungen. Schließlich heißt es im § 43b SGB XI: *»Pflegebedürftige in stationären Pflegeeinrichtungen haben nach Maßgabe von § 84 Absatz 8 und § 85 Absatz 8 Anspruch auf zusätzliche Betreuung und Aktivierung, die über die nach Art und Schwere der Pflegebedürftigkeit notwendige Versorgung hinausgeht.«*

Es geht darum, Pflegebedürftige so zu unterstützen, dass sie Gemeinschaft erfahren, sich angenommen fühlen und als wertvoll erfahren.

Verantwortlich für die Soziale Betreuung und Alltagsgestaltung sind die Mitarbeiter in der Pflege und Betreuung. Aus dieser Verantwortung leitet sich eine Forderung ab: Die Mitarbeiter in der Pflege und Betreuung müssen auf die Aufgaben vorbereitet werden, die mit der Sozialen Betreuung und Alltagsgestaltung verbunden sind. Sie brauchen Beratung, Schulung, Begleitung und Unterstützung.

Hinzu kommt, dass die Führung eines selbstständigen und selbstbestimmten Lebens durch Erkrankungen erheblich eingeschränkt werden kann. Immer mehr alte Menschen, die in Einrichtungen der Altenhilfe leben oder diese besuchen (Tagespflege), sind an Demenz erkrankt.

Info

»Demenz ist eine erworbene globale (umfassende) Beeinträchtigung der höheren Hirnfunktion, einschließlich Gedächtnis, der Fähigkeit Alltagsprobleme zu lösen, sensomotorischer und sozialer Fertigkeiten der Sprache und Kommunikation, sowie der Kontrolle emotionaler Reaktionen, ohne Bewusstseinsstörungen. Meist ist der Verlauf progredient (fortschreitend) und nicht notwendigerweise irreversibel.«*

* https://www.neurologicum-bremen.de/schwerpunkte/
demenzen-und-hirnleistungsstoerungen/, Zugriff am 08.03.2019

Gerade Menschen mit Demenz brauchen eine Soziale Betreuung und Alltagsgestaltung, die im höchsten Maße individuell und biografisch ausgerichtet ist. Nur so können diese Menschen möglichst angstfrei leben, sich als wertvoll erfahren und an einer Gemeinschaft teilhaben.

Ein Letztes noch: Pflege und Betreuung sind heute einem hohen Zeitdruck und rigiden Rahmenbedingungen ausgesetzt, sollen aber qualitativ hochwertig, von fachlicher Güte und Menschlichkeit geprägt sein. Zugleich müssen sie qualitativen Ansprüchen genügen, die im Rahmen einer Qualitätsprüfung nachgewiesen werden müssen.

Wie sind all diese Anforderungen unter einen Hut zu bringen? Einen ersten Zugang ermöglicht dieses Buch. Es bietet kompaktes Wissen, das sich schnell und kompetent umsetzen lässt:

- Übersicht über das Verfahren der neuen Qualitätsprüfung
- Impulse für die Soziale Betreuung und Alltagsgestaltung
- Vorschläge für Formulierungen in der Pflege-/Maßnahmenplanung und -dokumentation

Aufgrund meiner langjährigen beruflichen Erfahrung stammt mein Wissen nicht nur aus der Literatur, sondern auch aus meinem persönlichen Erfahrungsschatz. Mein Ziel ist es, Ihnen einen kompakten Ratgeber rund um die Fragen der Formulierung bei der Sozialen Betreuung und Alltagsgestaltung vorzulegen.

Forchheim, im Juni 2019   Stefanie Hellmann

1 Das neue Qualitätsprüfungsverfahren

Ambulante, teilstationäre und stationäre Pflegeeinrichtungen werden durch den Medizinischen Dienst der Krankenversicherung (MDK) bzw. den Prüfdienst der privaten Krankenkassen geprüft. Die Grundlage, die Qualitätsprüfungs-Richtlinien (QPR) legen GKV-Spitzenverband, Sozialhilfeträger und Vertreter der Leistungserbringer gemeinsam fest. Das bisherige System der Prüfungen, an dessen Ende die sog. Pflegenoten standen, wurde scharf kritisiert, »weil Qualitätsmängel der Einrichtungen für Verbraucherinnen und Verbraucher nicht klar erkennbar sind.«[1] Ein Qualitätsausschuss Pflege wurde eingerichtet. Seine Aufgabe: ein neues Prüfverfahren und eine Alternative zu den bisherigen Pflegenoten zu schaffen. Im September 2018 lag der Abschlussbericht vor und »mit dem Pflegepersonal-Stärkungsgesetz (PpSG) [wurde] beschlossen, dass die neue Qualitätsprüfung und -darstellung bis Ende 2019 umzusetzen ist.«[2] Das neue System enthält drei Bausteine (▶ Abb. 1)

Diese QPR gilt ab dem 1. November 2019 für stationäre Einrichtungen. Das System der internen/externen Qualitätssicherung und der Qualitätsdarstellung wird dabei grundlegend neugestaltet. Die ambulanten Pflegedienste und die Tagespflege-Einrichtungen erleben zwar auch neue Qualitätsprüfungen, aber unter anderen Voraussetzungen. So werden intern zunächst in absehbarer Zeit keine Qualitätsindikatoren erhoben werden müssen

---

[1] https://www.mds-ev.de/themen/pflegequalitaet/qualitaetspruefungen.html, Zugriff am 08.03.2019
[2] Ebd.

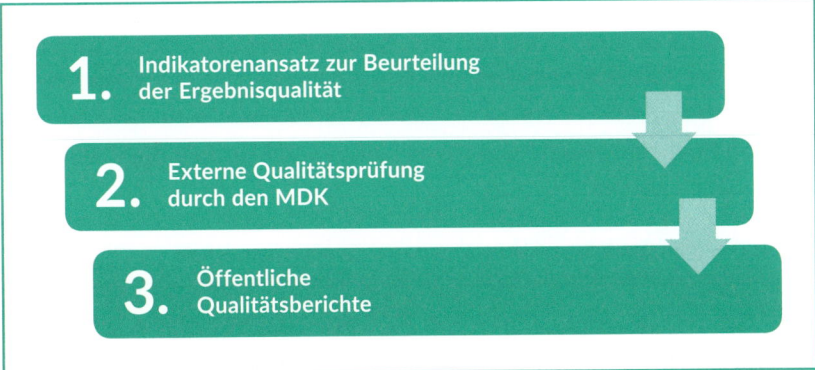

Abb. 1: Die drei Bausteine der Qualität.

1.1   Neu stationär: Qualitätsindikatoren

Die Qualitätsindikatoren und ihre Erfassung sind neu: Jede stationäre Einrichtung eines Trägers muss ab Oktober 2019 sog. Indikatoren zur Ergebnisqualität erheben:

- 10 Indikatoren aus drei Qualitätsbereichen,
- alle sechs Monate bei allen Bewohnern in allen Einrichtungen,
- gemeldet an die Datenauswertungsstelle (DAS).
- Achtung: Werden Bewohner ausgeschlossen, muss dafür eine Begründung vorliegen

Beispiel: Jede von drei Einrichtungen eines Trägers erhebt den Indikator »Erhaltung der Mobilität«. Eine Einrichtung meldet: »Bei 80,7 Prozent der Bewohner konnte die Mobilität erhalten werden.« Nun melden auch die beiden anderen Einrichtungen ihre Prozentzahlen – und als Durchschnitt aller drei Einrichtungen ergibt sich, dass bei 88,4 Prozent aller Heimbewohner die Mobilität erhalten werden konnte.[3]

---

[3]   Kiefer G, Kücking M (2018): Neues Qualitätssystem in der stationären Pflege.

»Ein Indikator stellt also dabei immer eine Verhältniszahl dar. Erhoben werden zehn Indikatoren aus drei Qualitätsbereichen.«[4]

Mit einer kleinen Tabelle (▶ Tab. 1) gebe ich Ihnen einen schnellen Überblick über die Qualitätsbereiche und dazugehörigen Indikatoren die zweimal im Jahr erhoben werden.

Tab. 1: Die zehn Qualitätsindikatoren aus drei Qualitätsbereichen

Erhalt und Förderung von Selbstständigkeit	Schutz vor gesundheitlichen Schädigungen und Belastungen	Unterstützung bei spezifischen Bedarfslagen
1 Erhaltene Mobilität*	4 Dekubitusentstehung*	7 Durchführung eines Integrationsgespräches
2 Erhaltene Selbstständigkeit bei Alltagsverrichtungen*	5 Schwerwiegende Sturzfolgen*	8 Anwendung von Gurten
3 Erhaltene Selbstständigkeit bei der Gestaltung des Lebensalltags	6 Unbeabsichtigter Gewichtsverlust*	9 Anwendung von Bettseitenteilen
		10 Aktualität der Schmerzeinschätzung

* Zwei Kennzahlen für jeweils eine Risikogruppe

»Die Bewertung der Kennzahlen, d. h. die Zuordnung einer Qualitätsbewertung zu einer Kennzahl erfolgt mit Hilfe von Referenzwerten und einer fünfstufigen Systematik:
1. *Ergebnisqualität liegt weit über dem Durchschnitt*
2. *Ergebnisqualität liegt leicht über dem Durchschnitt*
3. *Ergebnisqualität liegt nahe beim Durchschnitt*
4. *Ergebnisqualität liegt leicht unter dem Durchschnitt*
5. *Ergebnisqualität liegt weit unter dem Durchschnitt«*[5]

---

[4] https://www.aok-verlag.info/de/news/Neues-Verfahren-fuer-Qualitaetspruefungen-in-der-Pflege-ab-Herbst-2019/226/, Zugriff am 08.03.2019
[5] Vgl. ebd.

Info

Die Datenauswertungsstelle (DAS) soll zum 1. September 2019 ihre Arbeit aufnehmen. Alle stationären Pflegeeinrichtungen müssen ab dem 1. Oktober 2019 bis zum 30. Juni 2020 einmal und ab dem 1. Juli 2020 jedes halbe Jahr zu einem bestimmten Stichtag indikatorenbezogene Daten erheben und weiterleiten.

Das Erhebungsinstrument[6] ist das Formular, mit dem die stationären Einrichtungen ab Oktober 2019 arbeiten werden. Die Grundlage liefert das Begutachtungsinstrument (BI). Ich stelle Ihnen hier (▶ Tab. 2) (▶ Tab. 3) nur jene Punkte vor, die für die Soziale Betreuung benötig werden.

Tab. 2: Erhebungsbogen und BI-Modul 2 (Kognitive und kommunikative Fähigkeiten)

0 = vorhanden/unbeeinträchtigt, 1 = größtenteils vorhanden, 2 = in geringem Maße vorhanden, 3 = nicht vorhanden					
2.1	Erkennen von Personen aus dem näheren Umfeld	☐ 0	☐ 1	☐ 2	☐ 3
2.2.	Örtliche Orientierung	☐ 0	☐ 1	☐ 2	☐ 3
2.3	Zeitliche Orientierung	☐ 0	☐ 1	☐ 2	☐ 3
2.4	Sich Erinnern	☐ 0	☐ 1	☐ 2	☐ 3
2.5	Steuern von mehrschrittigen Alltagshandlungen	☐ 0	☐ 1	☐ 2	☐ 3
2.6	Treffen von Entscheidungen	☐ 0	☐ 1	☐ 2	☐ 3

---

[6] Anlage 3 der Maßstäbe und Grundsätze für die Qualität, die Qualitätssicherung und -darstellung sowie für die Entwicklung eines einrichtungsinternen Qualitätsmanagements nach § 113 SGB XI in der vollstationären Pflege

2.7	Verstehen von Sachverhalten und Informationen	☐ 0	☐ 1	☐ 2	☐ 3
2.8	Erkennen von Risiken und Gefahren	☐ 0	☐ 1	☐ 2	☐ 3
2.9	Mitteilen von Elementaren Bedürfnissen	☐ 0	☐ 1	☐ 2	☐ 3
2.10	Verstehen von Aufforderungen	☐ 0	☐ 1	☐ 2	☐ 3
2.11	Beteiligung an einem Gespräch	☐ 0	☐ 1	☐ 2	☐ 3

**Tab. 3: Erhebungsbogen und BI-Modul 6
(Gestaltung des Alltagslebens und sozialer Kontakte)**

0 = selbstständig, 1 = überwiegend selbstständig, 2 = überwiegend unselbstständig, 3 = unselbstständig

6.1	Tagesablauf ändern und an Veränderungen anpassen	☐ 0	☐ 1	☐ 2	☐ 3
6.2.	Ruhen und schlafen	☐ 0	☐ 1	☐ 2	☐ 3
6.3	Sich beschäftigen	☐ 0	☐ 1	☐ 2	☐ 3
6.4	In die Zukunft gerichtete Planungen vornehmen	☐ 0	☐ 1	☐ 2	☐ 3
6.5	Interaktion mit Personen im direkten Kontakt	☐ 0	☐ 1	☐ 2	☐ 3
6.6	Kontaktpflege zu Personen außerhalb des direkten Umfeldes	☐ 0	☐ 1	☐ 2	☐ 3

Tab. 4: Einzug (= Beginn der vollstationären Versorgung)

12.4 Ist in den Wochen nach dem Einzug mit dem Bewohner bzw. mit der Bewohnerin und/oder einer seiner bzw. ihrer Angehörigen oder sonstigen Vertrauenspersonen ein Gespräch über sein bzw. ihr Einleben und die zukünftige Versorgung geführt worden?

☐ Ja, am (Datum):
☐ Nicht möglich aufgrund fehlender Vertrauenspersonen des Bewohners bzw. der Bewohnerin
☐ Nein, aus anderen Gründen

1

Wenn ja: Wer hat an dem Integrationsgespräch teilgenommen?
(Mehrfachangaben möglich)

Bewohner/Bewohnerin   Angehörige   Betreuer/Betreuerin

andere Vertrauenspersonen, die nicht in der Einrichtung beschäftigt sind
(bitte angeben)

12.5 Wurden die Ergebnisse dieses Gespräch dokumentiert?

☐ Ja   ☐ Nein

Wichtig!
Kreuzen Sie bitte nur »ja« an, wenn nach dem Gespräch Ergebnisse, z. B. Wünsche
des Bewohners bzw. der Bewohnerin oder Absprachen über das Beibehalten oder
die Veränderung der Versorgung schriftlich festgehalten wurden.

Fazit **Mehr Verantwortung für die Einrichtungen**

Die Einrichtungen erhalten durch den Indikatorenansatz mehr
Verantwortung bei der Qualitätstransparenz. Um die Daten der
erhobenen Datei methodisch und exakt zusammenzustellen erfolgen
zwei Plausibilitätskontrollen:
1. Bei der statistischen Auswertung durch die DAS findet eine
   erste Kontrolle statt. Hier wird die Stimmigkeit der Angaben der
   Pflegeeinrichtung überprüft.
2. Bei der externen Prüfung durch den MDK wird anhand von
   Stichproben überprüft, ob die Angaben der Einrichtung auch den
   tatsächlichen Feststellungen vor Ort entsprechen.*

* vgl. Wingenfeld K (2019): Qualitätsprüfungen: Die Neuerungen im Überblick.
  In: Die Schwester/Der Pfleger 58. Jhrg., 1/19, Bibliomed, Melsungen

1.2 Prüfrelevante Qualitätsaspekte

Bei der externen Qualitätsprüfung findet wie bisher eine Qualitätsprüfung in den Einrichtungen statt – nur mit anderen Inhalten und einer geänderten Methode.

Wie bislang auch kommen die Qualitätsprüfer des MDK oder der privaten Krankenkassen in jede Einrichtung und sprechen u. a. mit ausgewählten Bewohnerinnen und Bewohner. Dazu erfolgt eine Stichprobenauswahl bei neun Bewohnerinnen und Bewohner (stationär), von denen sechs aufgrund der von der Einrichtung gemeldeten Indikatoren ausgewählt werden. Ebenfalls im Rahmen dieser externen Qualitätsprüfung erfolgt eine Plausibilitätsprüfung der Ergebnisse. Das Endergebnis dieser Prüfung wird auch der Pflegkasse übermittelt. Die ermittelten Daten werden zusammengefasst und aufbereitet. Die aufbereiteten Ergebnisse werden dann im Internet veröffentlicht.

Die Prüfer erheben 24 prüfrelevante Qualitätsaspekte (in sechs Bereichen)[7]:
1. Unterstützung bei der Mobilität und Selbstversorgung
2. Unterstützung bei der Bewältigung von krankheits- und therapiebedingten Anforderungen und Belastungen
3. Unterstützung bei der Gestaltung des Alltagslebens und der sozialen Kontakte
4. Unterstützung in besonderen Bedarfs- und Versorgungssituationen
5. Bedarfsübergreifende Aspekte fachliche Anforderungen
6. Organisationsaspekte und internes Qualitätsmanagement

Davon werden:
- Die Qualitätsbereiche 1–4 auf der individuellen Ebene der personenbezogenen Versorgung erfasst,
- die Qualitätsbereiche 5 und 6 auf Einrichtungsebene erfasst.

---

[7] Institut für Pflegewissenschaft an der Universität Bielefeld (2018): Entwicklung der Instrumente und Verfahren für Qualitätsprüfungen nach §§ 114ff. SGB XI und die Qualitätsdarstellung nach § 115 Abs. 1a SGB XI in der stationären Pflege. Abschlussbericht: Darstellung der Konzeptionen für das neue Prüfverfahren und die Qualitätsdarstellung, Bielefeld/Göttingen.

Bei der Qualitätsprüfung haben also nun die bewohnerbezogenen Aspekte eine viel höhere Bedeutung, während die Strukturkriterien in den Hintergrund treten. Außerdem zielen die Bewertungsfragen nun darauf ab, ob für die versorgte Person negative Folgen oder Risiken entstanden sind, die die Einrichtung zu vertreten hat.

1

Info

Was negative Folgen sind, ist klar definiert: z. B. hat die versorgte Person eine gesundheitliche Schädigung erlitten, die durch das unsachgemäße Handeln eines Mitarbeiters entstanden ist; oder die Versorgung entspricht regelmäßig nicht dem Bedarf bzw. den Wünschen der versorgten Person.
Von einem Qualitätsdefizit wird im neuen System nur gesprochen, wenn für die versorgte Person ein Risiko oder eine negative Folge entstanden ist.

1.3 Öffentliche Qualitätsdarstellung

Der Gesetzgeber fordert Einrichtungen dazu auf, die Qualitätsdarstellungen zu veröffentlichen. Hierbei enthält die Qualitätsdarstellung wesentlich mehr Informationen als die Transparenzkriterien. Die Qualitätsdarstellung wird in drei Bereiche gegliedert:

1. Information über die Einrichtung
   (wird nicht bewertet, dient nur zur Information)
2. Informationen zu den Qualitätsindikatoren
3. Ergebnisse der externen Qualitätsprüfung

Anhand von Symbolen (Punkte und Quadrate) wird dargestellt, wie sich eine konkrete Einrichtung vom Durchschnitt – positiv oder negativ – von anderen Einrichtungen abhebt. Mit anderen Worten: Die alten und so oft kritisierten Pflegenoten gibt es nicht mehr. Die Symbole sollen klarer und einfacher sein. So kann sich der Interessierte schnell einen Überblick über eine Einrichtung verschaffen. Falls er dann noch weiteres Interesse hat, kann er die ausführlichen Ergebnisse einsehen.

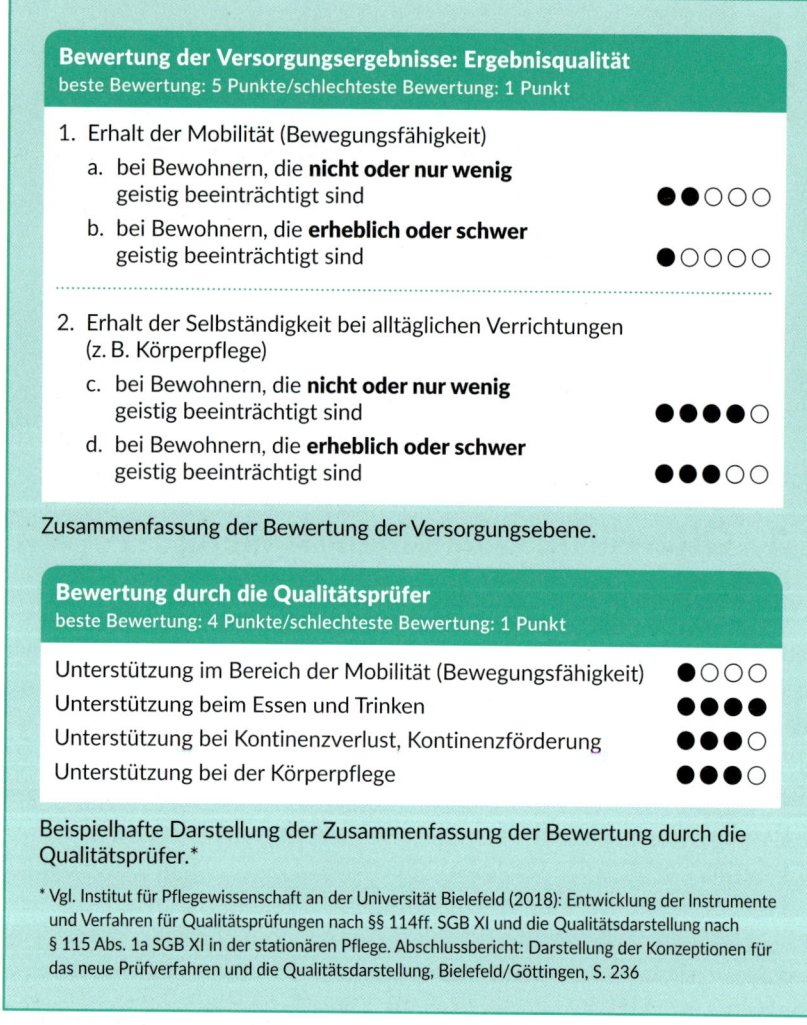

Abb. 2: Symbolhafte Darstellung in den neuen Qualitätsberichten.

2 Die Qualitätsprüfung

Bevor die MDK-Prüfer oder jene von den privaten Krankenkassen in die Einrichtung kommen, ist einiges an Vorbereitung nötig:

- Erteilung des Prüfauftrags,
- Benachrichtigung der Datenauswertungsstelle (DAS),
- Vorbereitung der Stichprobenziehung,
- Zusammenstellung wichtiger Informationen.

Bei Regelprüfungen melden sich die Prüfer am Tag zuvor an. Der Einrichtungsbesuch beginnt mit der Vorstellung der Prüfer. Danach erfolgt das Einführungsgespräch, werden Heimbeirat bzw. die Interessenvertretung informiert. Im Anschluss daran erfolgt die Bestimmung der zu prüfenden versorgten Bewohner und die Einholung der entsprechenden Einverständniserklärungen.

2.1 Die Qualitätsaspekte der Qualitätsprüfung

Die externe Qualitätsprüfung basiert in der stationären Pflege auf den »Qualitätsprüfungs-Richtlinien für die vollstationäre Pflege« (QPR vollstationär).[8]

---

[8] Qualitätsprüfungs-Richtlinien für die vollstationäre Pflege (QPR vollstationär). Richtlinien des GKV-Spitzenverbandes über die Durchführung der Prüfung der in Pflegeeinrichtungen erbrachten Leistungen und deren Qualität nach § 114 SGB XI für die vollstationäre Pflege vom 17. Dezember 2018, im Internet: https://www.mds-ev.de/themen/pflegequalitaet/qualitaetspruefungen.html

Die Soziale Betreuung wird beim Qualitätsaspekt 3 (»Unterstützung bei der Gestaltung des Alltagslebens und der sozialen Kontakte«) genannt. Konkret im Punkt 3.2: Unterstützung bei der Tagesstrukturierung, Beschäftigung und Kommunikation.

»Qualitätsaussage
Die versorgten Personen werden dabei unterstützt, eine ihren Bedürfnissen und Beeinträchtigungen entsprechende Tagesstruktur zu entwickeln und umzusetzen. Der versorgten Person stehen Beschäftigungsmöglichkeiten zur Verfügung, die mit ihren Bedürfnissen in Einklang stehen. Sie wird bei der Nutzung dieser Möglichkeiten unterstützt. Versorgte Personen mit beeinträchtigten kommunikativen Fähigkeiten werden in der Kommunikation, bei der Knüpfung und der Aufrechterhaltung sozialer Kontakte unterstützt.«[9]

Im Anschluss daran wird die **Informationserfassung** geschildert:

»Beeinträchtigung der Selbständigkeit bei der Gestaltung des Alltagslebens und der sozialen Kontakte:
- *Tagesablauf gestalten und an Veränderungen anpassen*
- *Ruhen und Schlafen*
- *Sich beschäftigen*
- *In die Zukunft gerichtete Planungen vornehmen*
- *Interaktion mit Personen im direkten Kontakt*
- *Kontaktpflege zu Personen außerhalb des direkten Umfelds*

- *Bei der Frage nach den »Kognitiven Fähigkeiten und psychischen Beeinträchtigung« wird über Freitext geantwortet, d. h., es kann genauer geschildert werden, wie es um den Bewohner steht.*
- *Die Frage nach dem Tagesablauf und Aktivitäten im Alltag der versorgten Person wird nur erfasst, wenn es sich um Personen handelt, deren Selbständigkeit bei der Gestaltung des Alltagslebens und der sozialen Kontakte beeinträchtigt ist. Hier gibt es ebenfalls ein Feld für Freitext.*

---

[9] Ebd., S. 29

Bei der anschließenden Plausibilitätskontrolle wird überprüft, ob die Informationssammlung zutrifft.

Plausibilitätsprüfung	2

1. Stehen die Angaben zur Selbstständigkeit der versorgten Person bei der Gestaltung des Alltagslebens und der sozialen Kontakte (Ergebniserfassung) in Einklang mit den Informationen aus anderen Quellen?

☐ Keine Auffälligkeiten festgestellt   ☐ Auffälligkeiten festgestellt (bitte angeben)   ☐ Trifft nicht zu

2. Stehen die Angaben zu den kognitiven und kommunikativen Fähigkeiten der versorgten Person in Einklang mit den Informationen aus anderen Quellen?

☐ Keine Auffälligkeiten festgestellt   ☐ Auffälligkeiten festgestellt (bitte angeben)   ☐ Trifft nicht zu

Weiter geht es mit der **Allgemeinen Beschreibung**: Hier ist zu prüfen, ob eine individuelle Gestaltung des Tagesablaufs möglich ist bzw. gefördert wird, die an den Bedürfnissen der versorgten Person ausgerichtet ist. Weiter ist zu prüfen, ob die versorgte Person kognitive oder psychische Beeinträchtigungen hat und ob die Tagesstrukturierung zur Förderung von Orientierung und Wohlbefinden eingesetzt wird. Des Weiteren wird darauf geachtet, ob hier bedürfnisorientierte Aktivitäten sowie die Kommunikation mit Angehörigen, Bezugspersonen und Freunden/Bekannten unterstützt wird.

Ferner gibt es noch Leitfragen, die nur beantwortet werden, wenn Bedarf an Unterstützung bei Tagesstrukturierung, Beschäftigung oder Kommunikation vorliegt. Falls dies nicht zutrifft geht es mit dem nächsten Qualitätsaspekt weiter.

Leitfragen:
1. Sind die Interessen an Aktivitäten und Gewohnheiten der versorgten Person bekannt?
2. Wurde mit der versorgten Person (oder ihren Bezugspersonen) eine individuelle Tagesstrukturierung erarbeitet?

3. Orientieren sich pflegerische Versorgung und andere Hilfen an der individuell festgelegten Tagesstrukturierung und den Bedürfnissen der versorgten Person?

4. Erhält die versorgte Person Unterstützung dabei, bedürfnisgerechten Beschäftigungen im Lebensalltag nachzugehen?«[10]

In dieser Art und Weise überprüft das Prüfteam bei sechs der neun versorgten Personen, ob die von der Einrichtung selbst ermittelten Ergebnisindikatoren plausibel sind: Passt das Gesamtbild zu dem Bild, was sich das Prüfteam gemacht hat und auch zu dem, was die Einrichtung an die Datenauswertungsstelle gemeldet hat?

Auf die Auswertung und die Einzelergebnisse aus der Prüfung werde ich in diesem Buch nicht näher eingehen, da diese sehr komplex sind, aber im Rahmen dieses Buches nicht weiter verfolgt werden müssen. Stattdessen widmen wir uns nun einem Thema, das in der Qualitätsprüfung von hoher Bedeutung ist: das Fachgespräch.

2.2 Das Fachgespräch

Das Fachgespräch wurde im neuen Prüfverfahren stark aufgewertet und dient nun als gleichwertige Informationsquelle (neben der Dokumentation). Dadurch können beispielsweise Dokumentationsschwächen ausgeglichen werden.

Wichtig ist allerdings, dass die mündlichen Schilderungen für alle Beteiligten fachlich nachvollziehbar sind und ein stimmiges Bild ergeben. Ein wei-

---

[10] Ebd., S. 30

terer Punkt ist, dass diese Gespräche nur durch Mitarbeiter geführt werden sollen, die den Bewohner, Patient oder Gast gut kennen.

In der QPR wird das Fachgespräch auch als »Abschlussgespräch« bezeichnet. Es soll »*den Charakter eines Fachgesprächs haben, in dem gemeinsame Überlegungen dazu angestellt werden, wie festgestellte Defizite behoben und der Entstehung von Defiziten vorgebeugt werden kann.*«[11]

Im Abschlussbericht des Instituts für Pflegewissenschaften an der Universität Bielefeld wird ebenfalls von einer »fachlichen Aufwertung« gesprochen. »*Indem das Fachgespräch zwischen den Prüfern und den Mitarbeitern der Einrichtung als gleichwertige Datenquelle gegenüber Dokumentationen eingestuft wird, entstehen neue Chancen für die Weiterentwicklung der Prüfkultur und des Beratungsauftrages der Prüfdienste. Jede Form von Beratung setzt, will sie wirksam sein, ein dialogisches Vorgehen voraus.*«[12]

Fazit ▶ **Fachgespräch und schriftliche Dokumentation**

»Dem Fachgespräch kommt im neuen Prüfverfahren ein hoher Stellenwert zu. Soweit nicht anders vermerkt, hat die fachlich schlüssige, mündliche Darstellung der Versorgung, der Bedarfskonstellation und anderer Sachverhalte einen ebenso hohen Stellenwert wie die schriftliche Dokumentation.«

*   Institut für Pflegewissenschaften 2018, S. 100

---

[11] Ebd., Anlage 8, S. 2
[12] Institut für Pflegewissenschaften 2018, S. 73

3 Unterstützung bei der Gestaltung des Alltagslebens und der sozialen Gestaltung

3.1 Ein Konzept für die Soziale Betreuung und Alltagsgestaltung

»Mit dem Übergang zu einer Qualitätsdarstellung, die auf dem Indikatorenansatz beruht, entsteht eine neue Transparenz von Qualität, die nicht mehr ein so einseitig positives Bild von der pflegerischen Versorgung zeichnet wie die Transparenzkriterien.«[13] Umso wichtiger ist es, dass die Soziale Betreuung und Alltagsgestaltung nach einem validen Konzept gestaltet werden, damit sie korrekt, überprüfbar und qualitativ hochwertig umgesetzt werden können. Im Folgenden finden Sie ein beispielhaftes Konzept, das sich in der Praxis bereits bewährt hat.

»Soziale Betreuung und Alltagsgestaltung«

Ein Ziel Ihrer Arbeit in der Altenpflege ist es, den Menschen, der durch Krankheit und Pflegebedürftigkeit eingeschränkt ist, immer wieder neu zu befähigen, im Rahmen seiner Möglichkeiten seinen Alltag selbst zu bestimmen und zu gestalten.

Menschen, die – beispielsweise auf Grund von Gebrechlichkeit, Vereinsamung oder fortschreitender Demenz – Hilfe und Unterstützung benötigen, brauchen verlässliche Beziehungen, in denen sie sich in ihrer Individualität

---

[13] Ebd., S. 276

und persönlichen Freiheit geschützt fühlen. Das Konzept einer mir bekannten Einrichtung liest sich wie folgt:

»Die Soziale Betreuung in unserem Haus ist auf die Lebenssituation der uns anvertrauten Menschen abgestimmt. Sie umfasst alle Aktivitäten für und mit den Bewohnern, die über die direkte Pflege hinausgehen. Dazu gehören alle Formen von Alltags- und Freizeitaktivitäten sowie die individuelle Einzelbetreuung.

Ein solches Konzept setzt voraus, dass die Interessen der Bewohner bezüglich der Aktivitäten und ihre Gewohnheiten bekannt sind. Des Weiteren ist nicht nur der Sozialdienst, sondern alle in der Pflege tätigen Mitarbeiter an der Gestaltung der sozialen Betreuung verantwortlich.

Vorwort
Soziale Betreuung ist eine der Kernaufgaben in unserer Einrichtung. Für die Lebensqualität unserer Bewohner haben die Angebote der Sozialen Betreuung einen hohen Stellenwert. Wir betrachten Soziale Betreuung nicht als isolierte Aufgabe, sondern als Bestandteil der Arbeit aller Mitarbeiter unserer Einrichtung.

Das Ziel ist die Vernetzung der Anstrengungen aller Leistungsbereiche, insbesondere dem Bereich der Pflege und Betreuung, unter Einbeziehung der Ehrenamtlichen. Soziale Betreuung ist ein fester Bestandteil unserer Einrichtung und findet sich so auch in unseren Konzepten wieder.

Zielgruppe
Unsere Einrichtung bietet ein Zuhause für
- alte und hochbetagte Menschen mit körperlichen, seelischen und/oder geistigen Beeinträchtigungen,
- pflegebedürftige und chronisch kranke Menschen,
- Menschen, die an einer Demenz erkrankt sind und daher räumlich, zeitlich und/oder zur Person desorientiert sind.

Soziale Betreuung ist ein wesentlicher Baustein des Pflegeprozesses. Unser Ziel ist es, dass alle Bewohner unabhängig von ihren individuellen Beeinträchtigungen im Rahmen ihrer Wünsche und Ressourcen an einer für sie geeigneten Form der sozialen Betreuung/ Tagessstruktur teilhaben können, wenn sie dies möchten.

Um das zu erreichen, bieten wir ein weit gefächertes Angebot an verschiedenen Beschäftigungsmöglichkeiten, Aktivitäten sowie unterschiedliche Formen der Begleitung an.

Dabei legen wir Wert darauf, dass jeder Bewohner ein für sich passendes Angebot findet und begeben uns zu seinem Wohl gern auf neue und innovative Wege. Diesem Anspruch und damit auch den uns anvertrauten alten Menschen gerecht zu werden ist eine Herausforderung, der wir uns immer wieder aufs Neue stellen.

Zielsetzung

Wir achten darauf, die Menschen, die durch Krankheit und Pflegebedürftigkeit eingeschränkt sind, immer wieder neu zu befähigen, im Rahmen ihrer Möglichkeiten ihren Alltag selbst zu bestimmen und zu gestalten. So wird beispielsweise ein Bewohner unterstützt, sich selbstständig fortzubewegen; eine Bewohnerin wird angeleitet, sich ihr Frühstücksbrot wieder selbst zu streichen; ein Bewohner wird bei der Aufnahme sozialer Kontakte im Haus unterstützt. Die persönlichen Bedürfnisse der einzelnen Bewohner sind Ausgangspunkt der tagesstrukturierenden Angebote. Deshalb entscheiden die Menschen selbst, an welchen Angeboten sie teilnehmen. Dabei variieren diese sowohl nach Bewohnerstruktur als auch nach der jeweiligen Tagesform der Bewohner.

Ein alter Mensch verfügt über eine biografische »Goldgrube« voller persönlicher Erfahrungen. In der sozialen Betreuung schöpfen wir aus dieser Goldgrube, z. B. indem alte Lieder und Gedichte gemeinsam gesungen/gehört werden oder indem ein Apfelkuchen nach altem Rezept gebacken wird. Soziale Betreuung findet integriert in den Pflegeprozess und in die Tagesstruktur der Wohnbereiche sowie wohnbereichsübergreifend statt.

Personal

Ein multiprofessionelles Team, aus allen beteiligten Berufs- und Funktionsgruppen, wirkt in unserer Einrichtung in der Sozialen Betreuung eng zusammen. Zu den Aufgaben der Mitarbeiter in der Sozialen Betreuung gehört die inhaltliche Koordination der sozialen Betreuungsangebote – in Absprache mit den für die Pflege Verantwortlichen. Weiterhin leisten in der Einrichtung alle übrigen, an der Versorgung beteiligten Mitarbeiter in den Wohnbereichen Soziale Betreuung – im eigenen Wirkungskreis im Rahmen ihrer täglichen Arbeit.

In unserer Einrichtung finden sich folgende Berufsgruppen, die für die fachliche Qualität und Ausrichtung der Angebote Sorge tragen:

Gerontopsychiatrische Fachkräfte

Über die Pflege hinaus planen und vollziehen unsere gerontopsychiatrischen Fachkräfte die Soziale Betreuung, angelehnt an die besonderen Bedürfnisse psychisch veränderter, älterer Menschen. Sie organisieren die Angebote und Aktivitäten für die betroffenen Bewohner in der jeweiligen Wohngruppe. Gleichzeitig besteht die Möglichkeit, auch wohnbereichsübergreifend, je nach Bedarf und Erfordernis, Gruppen zu bilden.

3

Die gerontopsychiatrischen Fachkräfte übernehmen die Dienst- und Fachaufsicht der Betreuungsassistenten und damit deren Einarbeitung und Begleitung. In Absprache mit den Wohnbereichsleitungen und in enger Abstimmung mit der jeweiligen Bezugspflegefachkraft steuern sie den Einsatz der Betreuungsassistenten und der Mitarbeiter in der Sozialen Betreuung. Ebenso stellen sie sicher, dass die Beschäftigungsangebote und Aktivitäten aller an der Betreuung Beteiligten in der Pflegedokumentation erfasst sind.

Betreuungsassistenten

Seit dem 1. 1. 2015 haben alle Pflegebedürftigen Anspruch auf zusätzliche Betreuungsleistungen, also niedrigschwellige Angebote. Bislang galt dies nur für Menschen mit erheblich eingeschränkten Alltagskompetenzen – also für solche, die z. B. psychisch oder demenziell erkrankt sind.

Im ambulanten Bereich wird der Anspruch um Entlastungsleistungen ergänzt. In der stationären Pflege wirkt sich der § 43b SGB XI so aus, dass die von der Pflegeversicherung finanzierten zusätzlichen Betreuungskräfte allen Versicherten zur Verfügung stehen sollen, also auch vorwiegend körperlich Betroffenen, insbesondere auch jenen, die keinem Pflegegrad zugeordnet sind.

Des Weiteren wurde der Betreuungsschlüssel auf 1 : 20 verändert. Das bedeutet, dass zukünftig in der Regel eine zusätzliche Betreuungskraft für 20 Bewohnerinnen und Bewohner einer Einrichtung zur Verfügung steht.

In unserer Einrichtung unterstützen die Betreuungsassistenten unsere geronto-psychiatrischen Fachkräfte.

Ehrenamtliche Mitarbeiter

In unserer Einrichtung befinden sich mehrere ehrenamtliche Mitarbeiter, die sich beispielsweise im Besuchsdienst, in Musik- und Handarbeitstreffen, beim Dämmerschoppen oder der Gartenarbeit engagieren. Sie unterstützen unsere Bewohner und pflegen Beziehungen zu ihnen. Unsere Mitarbeiter sehen sie als wertvolle Unterstützer.

Fort- und Weiterbildung

Unsere Mitarbeiter nehmen regelmäßig an Fort- und Weiterbildungen teil. Eine kontinuierliche Wissenserweiterung im Bereich Demenz ist uns wichtig, damit unsere Mitarbeiter in der Lage sind, sich den stetig wachsenden Anforderungen im Umgang mit unseren demenziell veränderten Bewohnern menschlich und fachlich gerecht zu werden. Interne Fortbildungen gewährleisten die Wissens-vermittlung auf allen Ebenen. Ehrenamtlichen Mitarbeitern stehen diese offen.

Leistungsangebote

Die Anregungen und Wünsche der Bewohner werden soweit wie möglich be-rücksichtigt. Grundsätzlich finden Angebote der Sozialen Betreuung als Grup-pen- oder Einzelangebote statt. Dabei achten wir darauf, dass die Angebote zu unterschiedlichen Tageszeiten und Werktagen sowie, wenn sinnvoll, an den Wo-chenenden stattfinden.

Einzelangebote

Angebote für einzelne Bewohner berücksichtigen in stärkstem Maß deren indi-viduelle Situation und begleiten den Einzelnen vom Einzug bis zum Tod. Grund-sätzlich unterscheiden wir zwischen zwei Arten von Einzelbetreuung:

Psychosoziale Einzelbetreuung: Sie zielt auf die Förderung des Selbsthilfepoten-zials des Einzelnen ab und geht dabei von seinen Stärken aus, um weitere vor-handene Ressourcen zu wecken und bestehende Fähigkeiten zu erhalten. Hier-durch kommt es auch zu Erfolgserlebnissen, die das Selbstwertgefühl stärken und fördern.

Bedürfnisorientierte Einzelbetreuung: Sie wird notwendig, wenn akute Notsituationen auftauchen und wenn Beaufsichtigung, Anleitung oder Unterstützung bei der alltäglichen Lebensbewältigung erforderlich werden. Ebenso gilt dies für die besondere Betreuung immobiler Bewohner.

Dabei steht das präventive Vorgehen durch psychosoziale Einzelbetreuung im Vordergrund. Sobald ein akuter Bedarf entsteht, wird die psychosoziale durch eine bedürfnisorientierte Einzelbetreuung ergänzt bzw. verstärkt.

3

Die Möglichkeiten für konkrete Maßnahmen der Einzelbetreuung sind vielfältig:
- *Kommunikation bei der Körperpflege, unabhängig davon, ob die Bewohner sprachlich oder nicht-sprachlich reagieren können (Mimik, Gestik, Lautstärke der Stimme, Hautkontakt),*
- *Basale Stimulation®, vor allem bei immobilen (bettlägerigen) und schwer pflegebedürftigen Personen, deren Wahrnehmung, Bewegung und Kommunikation zu weiten Teilen auf Reize aus der Umwelt angewiesen ist,*
- *Krisenintervention,*
- *Begleitung beim Einzug und der Eingewöhnung,*
- *Tür- und Angelgespräche,*
- *gezielte Einzelgespräche,*
- *Krankenhausbesuche,*
- *Sterbebegleitung,*
- *allgemeine Begleitung durch eine/n ehrenamtliche Mitarbeiterin bzw. Mitarbeiter.*

Diese Aufzählung ist nicht abschließend. Sie kann je nach Bedarf und Bedürfnissen des Einzelnen erweitert werden.

Die Maßnahmen aus dem Bereich der Einzelbetreuung fließen in die Pflegedokumentation bzw. in den tagesstrukturierten Maßnahmenplan ein. Sie werden bei der Fortschreibung der individuellen Pflegeplanung oder Maßnahmenplanung/Tagesstruktur berücksichtigt und im Rahmen der Pflegevisiten überprüft.

Gruppenangebote
Gruppenangebote in unserer Einrichtung geben dem Einzelnen die Möglichkeit, mit Gleichgesinnten in Kontakt zu treten, zu kommunizieren, die eigenen Res-

sourcen aufrecht zu erhalten, der Einsamkeit vorzubeugen und den Alltag etwas aufzulockern. Deshalb legen wir großen Wert darauf, den Bewohnern eine Vielzahl von Gruppenaktivitäten anzubieten um die individuellen Bedürfnisse eines jeden gerecht zu werden.

Grundsätzlich unterscheiden wir zwischen zwei Arten von Gruppenangeboten:
1. *Gruppenangebote im Wohnbereich: Das Angebot findet in den Räumlichkeiten des Wohnbereichs statt; Teilnehmer sind Bewohner des Wohnbereichs.*
2. *Gruppenangebote außerhalb des Wohnbereichs: Das Angebot findet in einem der größeren Räume, wie z. B. Speisesaal, oder im Park statt; Teilnehmer sind alle Bewohnerinnen und Bewohner.*

Die Gruppenaktivitäten sind immer Angebote, d. h. die Bewohner entscheiden selber, ob sie an einer Gruppe teilnehmen möchten. Dennoch ermuntern wir die Senioren stets, sich am Gruppengeschehen zu beteiligen, insbesondere wenn es sich um Angebote handelt, die sie auch früher gern in Anspruch genommen haben. Diesbezüglich legen wir in unserer Einrichtung sehr großen Wert auf Biografiearbeit, damit wir wissen, was der Bewohner früher gern gemacht hat und wofür er sich somit voraussichtlich auch jetzt interessiert. Wenn ein Bewohner früher gern gesungen hat, ermuntern wir ihn, am Volksliedersingen teilzunehmen; wenn er gern gereist ist, weisen wir ihn auf Diavorträge etc. hin.

Im Wintergarten, Speisesaal und Sonnengalerie bemühen sich die Pflege- bzw. Betreuungskräfte grundsätzlich, ganz allgemein die Gemeinschaft zu fördern. Dies beginnt bereits bei den Mahlzeiten, bei denen die Bewohner ermuntert werden, diese gemeinsam einzunehmen. Des Weiteren wird das gemütliche Beieinandersitzen in den vorhandenen Sitzgruppen gefördert.

Zusätzlich werden die Bewohner durch weitere Angebote wie Gesellschaftsspiele, Bewegungsgruppe oder gemeinsames Zeitungslesen motiviert, mit anderen zusammen zu sein und sich auszutauschen. Geburtstage der Bewohner werden in der Regel gemeinsam gefeiert. Der Vorteil ist, dass die Bewohner in ihrem vertrauten Umfeld bleiben können; sie haben keinen weiten Weg. Zudem wird das Zusammengehörigkeitsgefühl der Senioren im Haus gestärkt und die Bewohner merken: Es kommt regelmäßig jemand zu mir, ich bin wichtig.

Unsere ehrenamtlichen Mitarbeiter unterstützen dabei grundsätzlich das gemütliche Miteinander, zum Beispiel beim Kaffeetrinken oder in Einzelgesprächen mit den Bewohnern.

Gottesdienste und Bibelstunden finden in unserer Einrichtung im Wintergarten statt. Die Gruppe ist hier ungestört und es sind nur jene anwesend, die wirkliches Interesse an einer aktiven Religionsausübung haben.

3

Angebote wie Gymnastik oder Kegeln finden in größeren Räumen statt, damit die Teilnehmer mit mehr Bewegungsfreiheit aktiv sein können.

Außerdem zeigt die Erfahrung, dass es vielen Senioren gut tut, sich außerhalb ihres Zimmers zu treffen. Hier entstehen oft neue Kontakte zu anderen Bewohnern.

Zusätzlich gibt es offene Angebote außerhalb der Wohnbereiche, die durch haupt- und ehrenamtliche Mitarbeiter organisiert und betreut werden. In unserer Einrichtung sind dies beispielsweise der Dämmerschoppen (wöchentliches gemütliches Beisammensein bei Wein und Knabbereien) und das Kino (einmal im Monat wird am Abend ein Klassiker gezeigt) oder der Besuch des Gemeindekaffees zweimal im Monat.

Damit stets alle Bewohner im Haus darüber informiert sind, wann welche Gruppenangebote stattfinden, sorgen wir auf mehreren Wegen für die Bekanntgabe der Veranstaltungen:
- *Monatspläne am Aushang und Aufzug,*
- *Plakate am Aushang und Aufzug, die auf einzelne Veranstaltungen hinweisen,*
- *Information und Erinnerung für die Bewohner im Gespräch,*
- *Abschließend wird auch die Teilnahme am Gruppengeschehen stets unter der Rubrik »Soziale Betreuung« schriftlich festgehalten und fließt somit in die Pflegedokumentation ein.*

Veranstaltungen im Jahr
Eine Reihe von besonderen Veranstaltungen im Jahr fördert die soziale Vernetzung innerhalb des gesamten Hauses. Beispiele sind hier das große Gemeinde-

fest, Sommerfest, Grillfest, Weinfest, Ausflüge, Modenschau mit Verkauf oder verschiedene Konzerte.

Gleichzeitig wird eine ganz besondere Möglichkeit der Kontaktpflege zu Angehörigen und zur Gemeinde geschaffen – nämlich im Rahmen einer geselligen Feier, an der neben den Bewohnern Angehörige, Interessierte und die Mitarbeiter teilnehmen. Die Kommunikation und Interaktion steht dabei im Vordergrund. Nachbarn, Gemeindemitglieder u. a. werden durch diese besonderen Veranstaltungen an unsere Einrichtung gebunden.

Durch attraktive Programmpunkte werden nahezu alle Sinne der Gäste angesprochen. Es gibt viel zu sehen, meist in Verbindung mit entsprechender Musik, die sogar zum Tanzen anregt, und ein besonderes Essen kommt lecker duftend auf den Tisch.

Besondere Feste im Jahreskreis fördern natürlich die Orientierung, sowohl zeitlich-örtlich als auch situativ. Erinnerungen werden hervorgerufen und das eigene Ich-Gefühl wird durch die Freude, evtl. besondere Kleidung und durch die Kommunikation mit Außenstehenden unterstrichen.

Gemeinwesen
Unsere Einrichtung ist Teil der Stadt und eingebunden in die umliegenden Kirchengemeinden. Wir sorgen für eine Kooperation mit den städtischen Einrichtungen und den im Ort ansässigen Vereinen, Gruppierungen und Gremien.

Hiermit verfolgen wir verschiedene Ziele. Unser Haus positioniert sich mit seinen Dienstleistungen in der Öffentlichkeit und stellt sich dar. Diese Transparenz baut Schwellenängste ab und öffnet unsere Einrichtung nach außen. Die Kommunikation und Interaktion mit Außenstehenden wird erleichtert, was wiederum Kontakte, die über den Rahmen des Hausalltags hinausgehen, ermöglicht.

Wir sind innerhalb des Stadtteils sozial vernetzt. Unsere Bewohner gehen regelmäßig in die Stadt und nehmen somit am gesellschaftlichen Leben teil. Es besteht eine gute Zusammenarbeit mit der evangelischen Kirchengemeinde, schon wegen der räumlichen Nähe. So finden zwei Mal im Monat evangelische Gottesdienste im Haus statt. Im November wird mit der Gemeinde ein Gottesdienst zum

Gedenken der verstorbenen Bewohner des Hauses gefeiert. Die Konfirmanden kommen zu Besuch, um die Einrichtung kennen zu lernen und mit den Bewohnern ins Gespräch zu kommen. Der Besuchsdienst der Gemeinde kommt regelmäßig zu den Geburtstagen der Bewohner, um diese zu beglückwünschen.

Die katholische Gemeinde bietet alle 14 Tage einen Gottesdienst im Haus an, unsere Mitarbeiter begleiten unsere Bewohner zum Gottesdienst.

3

Pfarrer und Pfarrerinnen beider Konfessionen kommen zu Besuchen und seelsorgerlichen Gesprächen ins Haus.

Die Volkshochschule bietet im Rahmen des Seniorenprogramms regelmäßig Diavorträge bei uns an. Kooperationen mit diversen Vereinen (u. a. Seniorenbüro, Schulen und Kindergärten) und dem benachbarten Familienzentrum sorgen dafür, dass regelmäßig Gruppen aller Generationen aus der Stadt ins Haus kommen.

Räumlicher und zeitlicher Rahmen des Betreuungsangebots
In unserer Einrichtung sind alle Wohnbereiche Ort der sozialen Betreuung. Die hellen und gut beleuchteten Räume sowie die jahreszeitliche Dekoration der Wohnbereiche helfen den Bewohnern, sich im Haus wohl zu fühlen. In den Aufenthaltsräumen können Menschen gemeinsam Musik hören, fernsehen, spielen, Zeitschriften und Bücher lesen. Bücher, Zeitschriften, Spiele, Fernseher und Musikanlagen sind in den Wohnbereichen vorhanden. Das Haus verfügt über eine kleine Bibliothek, aus der sich die Bewohnerinnen und Bewohner jederzeit Bücher leihen können. In den individuell eingerichteten Einzel- und Doppelzimmern können in ruhigem Rahmen Einzelbetreuungen, z. B. in Form von Gesprächen oder Basaler Stimulation®, stattfinden.

Angebote der sozialen Betreuung finden zum Teil auch in speziell dafür vorgesehenen Räumen statt: Gruppenräume ermöglichen das ruhige Arbeiten ohne Unterbrechungen. Bewohnerinnen und Bewohner können so ihre Aufmerksamkeit leichter sammeln. Dies ist etwa für biografische Gesprächsrunden oder Gedächtnistrainingsgruppen von Vorteil.

Der große Speisesaal mit Wintergarten steht für Veranstaltungen wie Faschings-feier, Sommerfest und Weihnachtsfeier zur Verfügung.

Die Angebote finden nicht nur am Vormittag, sondern auch am Nachmittag bzw. am Abend statt. Außerdem sind diese Angebote nicht nur auf die Wochentage beschränkt, sondern finden auch am Wochenende statt.

Qualitätsentwicklung und Qualitätssicherung
Das bestehende Qualitätsmanagementsystem sorgt für eine kontinuierliche Evaluation und Weiterentwicklung unserer Leistungsangebote. Dabei orientieren wir uns an den Bedürfnissen unserer Bewohner, die wir z. B. im Rahmen der Biografiearbeit oder des Beschwerdemanagements erfassen.«

3.2 Unterstützung bei der Tagestrukturierung, Beschäftigung und Kommunikation

Im Folgenden (▶ Tab. 5) zeige ich Ihnen exemplarisch, wie die Unterstützung bei der Tagesstrukturierung, Beschäftigung und Kommunikation anhand eines Tagesplans umgesetzt werden kann. Wichtig ist hier, dass im Pflegeplan bzw. der tagesstrukturierten Maßnahmenplanung eine individuell den Bedürfnissen, Wünschen und Gewohnheiten entsprechende Beschäftigung/Aktivitäten angeboten und dokumentiert wird. Falls dies nicht möglich ist oder anders gestaltet ist muss auch dies dokumentiert werden.

3

Tab. 5: Beispiel eines Tagesplans

Wochentag	Uhrzeit	Vormittags		Nachmittags
Montag	7:30–8:00	Wasch- und Anziehtraining mit demenziell veränderten Bewohnern	15:00–15:30	Gemeinsamer Kaffeetisch/ Esstraining
	8:00–10:00	Frühstücksgruppe		Krankenhausbesuche /Individuell
	10:00–11:00	Morgenrunde aktuelles vom Tag ca. 10 Minuten Sturzprävention Gruppe 1 Gedächtnistraining Gruppe 3 Lesen, Gespräche, Musik hören Gruppe 2	ab 15:30	Kegeln oder Bingo spielen
	11:00–12:30	Einzelaktivitäten z. B. 10-Minuten-Aktivitäten. Tische abräumen oder Wäsche zusammenlegen		Spaziergang im Park
Dienstag	7:30–8:00	Wasch- und Anziehtraining mit demenziell veränderten Bewohnern	15:00–15:30	Gemeinsamer Kaffeetisch/ Esstraining Gespräch, Aromatherapie, Basale Stimulation usw.
	8:00–10:00	Frühstücksgruppe	ab 15:30	Geburtstagskaffee: immer am letzten Dienstag im Monat
	10:00–11:00	Morgenrunde aktuelles vom Tag ca. 10 Minuten Sitzgymnastik Gruppe 1 Gedächtnistraining Gruppe 3 Lesen, Gespräche, Musik hören Gruppe 2		
	11:00–12:30	Einzelaktivitäten z. B. 10-Minuten-Aktivitäten. Tische abräumen oder Wäsche zusammenlegen		Bei schönen Wetter-Spaziergänge im Park/ Einkaufsbummel in der Stadt

Wochentag	Uhrzeit	Vormittags		Nachmittags
Mittwoch	7:30–8:00	Wasch- und Anziehtraining mit dementiell veränderten Bewohnern	15:30–15:30	Gemeinsamer Kaffeetisch/ Esstraining
	8:00–10:00	Frühstücksgruppe	ab 15:30-	Filmnachmittag
	10:00–11:00	Kuchenbacken Gruppe 1 und 3 Zeitungvorlesen und Gespräche Gruppe 2		
	11:00–12:30	Einzelaktivitäten z. B. 10-Minuten-Aktivitäten Tische abräumen oder Wäsche zusammenlegen		
Donnerstag	7:30–8:00	Wasch- und Anziehtraining mit demenziell veränderten Bewohnern	15:00–15:30	Gemeinsamer Kaffeetisch/ Esstraining
	8:00–10:00	Frühstücksgruppe	ab 15:30	Singrunde/Musik hören oder Treffen im Park bei schönem Wetter Hühner füttern bei schönen Wetter
	10:00–11:00	Morgenrunde aktuelles vom Tag ca. 10 Minuten Seniorentanz Gruppe 1 Gedächtnistraining Gruppe 3 Lesen, Gespräche, Musik hören Gruppe 2	ab 16:00	Alle 14 Tage evangelisch-lutherischer oder katholischer Gottesdienst
	11:00–12:30	Einzelaktivitäten z. B. 10-Minuten-Aktivitäten. Tische abräumen oder Wäsche zusammenlegen		Klavierkonzert mit Tee, Kaffee und Gebäck

Wochentag	Uhrzeit	Vormittags		Nachmittags
Freitag	7:30–8:00	Wasch- und Anziehtraining mit demenziell veränderten Bewohnern	15:0–15:30	Gemeinsamer Kaffeetisch/ Esstraining
	8:00–10:00	Frühstücksgruppe	ab 15:30	Bingo spielen
	10:00–11:00	Singen und musizieren Gruppe 1 und 3 Zeitungvorlesen und Gespräche Gruppe 2		Dämmerschoppen
	11:00–12:30	Einzelaktivitäten z. B. 10-Minuten-Aktivitäten Tische abräumen oder Wäsche zusammenlegen	ab 18:30	
Samstag		10-Minuten-Aktivitäten (z. B. Zeitung lesen, Liederrunde, Gedächtnistraining, Sonstiges Gespräche Spaziergänge im Park	15:00–15:30	Gemeinsamer Kaffeetisch/ Esstraining 10-Minuten-Aktivitäten (z. B. Zeitung lesen, Liederrunde, Gedächtnistraining, Sonstiges Gespräche
Sonntag		10-Minuten Aktivitäten (z. B. Zeitung lesen, Liederrunde, Gedächtnistraining, Sonstiges Kirche im Fernseher		10-Minuten-Aktivitäten (z. B. Zeitung lesen, Liederrunde, Gedächtnistraining, Sonstiges Gespräche Spaziergänge im Park

3

3.2.1 Jahreszeitliche Feste und Kontakte zur Gemeinde

Am Ende eines Jahres entscheiden Sie, welche Angebote Sie für das kommende Jahr machen möchten. Sicherlich werden Sie die meisten Veranstaltungen vom Vorjahr übernehmen. Aber auch mitten im Jahr können noch neue Veranstaltungen aufgenommen werden, die dann im Veranstaltungsplan festgeschrieben werden. Im Veranstaltungsplan finden sich auch Aktivitäten mit der Gemeinde, wie z. B. Gemeindefest, Martinsfest, Erntedankfest etc. Die Kontaktaufnahme mit der Gemeinde findet sich auch unter Einzel- oder Gruppenangebote, z. B. gemeinsames Kaffeetrinken alle zwei Wochen im Gemeindesaal oder der monatliche Stammtisch etc.

Tab. 6: Veranstaltungsplan

Veranstaltungen für 2020		
Tag	Uhrzeit	Angebot
Januar		
Dienstag 7. Januar	ab 14:00	Krippenbesuch und Ausstellung in der Kaiserpfalz
Donnerstag 9. Januar	16:00 im Speisesaal	Evangelischer Gottesdienst
Mittwoch 15. Januar	ab 15:30 im Speisesaal	Diavortrag mit Bildern von Weihnachten und Silvester
Donnerstag 16. Januar	16:00 im Speisesaal	Katholischer Gottesdienst
Dienstag 21. Januar	14:00 St. Johannis Pfarrsaal	Seniorennachmittag jeden zweiten Dienstag in St. Johannis
	15:00 im Speisesaal	Geburtstagskaffee mit Musik
29. Januar	18:30	Kino-Abend
Februar		
Donnerstag 6. Februar	16:00 im Kolpinghaus	Faschingsball für Junggebliebene

Veranstaltungen für 2020

Donnerstag 13. Februar	16:00 im Speisesaal	Evangelischer Gottesdienst
Freitag 21. Februar	16:00 Speisesaal	Faschingsball
Donnerstag 27. Februar	16:00 Speisesaal	Katholischer Gottesdienst
Freitag 28. Februar	15:00 Speisesaal	Geburtstagskaffee mit Musik

März

Freitag 6. März	15:30 im Speisesaal	Diavortrag Bilder einer Balkanreise
Mittwoch 11. März	15:00 im Speisesaal	Modeschau
Donnerstag 23. März	16:00 im Speisesaal	Evangelischer Gottesdienst
Mittwoch 18. März	17:00	Karpfenessen
Donnerstag 19. März	16:00 im Speisesaal	Evangelischer Gottesdienst
Freitag 20. März	18:30 im Wintergarten	Angehörigen-Abend
Dienstag 24. März	15:00 im Speisesaal	Geburtstagskaffee mit Musik

April

Karfreitag 10. April	15:00	Gottesdienst in St. Johannis
Ostersonntag 12. April	10:00 im Garten	Kindergottesdienst mit den Kindern von St. Johannis danach Ostereiersuche im Park
Mittwoch 22. April	ab 14:00	Osterbrunnenfahrt in die Fränkische Schweiz mit Kaffee und Kuchen

3

Veranstaltungen für 2020

Donnerstag 23. April	16:00 im Speisesaal	Katholischer Gottesdienst
Dienstag 28. April	15:00	Kinobesuch in Forchheim

Mai

Freitag 1. Mai	15:00 Im Speisesaal	Tanz in den Mai mit Mai-Bowle
Sonntag 3. Mai	15:00 im Speisesaal	Muttertagsfeier mit Kaffee und Kuchen
Donnerstag 14. Mai	16:00 im Speisesaal	Katholischer Gottesdienst
Freitag 15. Mai	15:00 im Speisesaal oder Garten	Maiandacht mit der Veehnharvengruppe
Mittwoch 20. Mai	ab 15:00	Kaffeetrinken in der Stadt
Donnerstag 21. Mai	16:00 im Speisesaal	Evangelischer Gottesdienst
Dienstag 26. Mai	15:00 im Speisesaal	Geburtstagskaffee mit Musik

Juni

Mittwoch 3. Juni	13:30 Abfahrt	Fahrt ins Blaue evtl. Landesgartenschau Bamberg mit Kaffee und Kuchen
Donnerstag 4. Juni	16:00 im Speisesaal	Katholischer Gottesdienst
Samstag 13. Juni	Ab 16:00 im Wintergarten	Themenabend Wien/Südtirol
Freitag 19. Juni	ab 18:00 im Wintergarten	Italienischer Abend mit Musik

Veranstaltungen für 2020

Donnerstag 25. Juni	16:00 im Speisesaal	Evangelischer Gottesdienst
Dienstag 29. Juni	15:00 im Speisesaal	Geburtstagskaffee mit Musik

Juli

Samstag 4. Juli	15:00 im Garten oder Speisesaal	Sommerfest mit Musik zusammen mit St. Johannis
Donnerstag 9. Juli	16:00 im Speisesaal	Evangelischer Gottesdienst
Dienstag 14. Juli	14.30 im Garten	»Grillen« mit Senioren St. Johannis im Park
Dienstag 28. Juli	15:00 im Speisesaal	Geburtstagskaffee mit der Veehnhar- fengruppe

August

Donnerstag 6. August	16:00 im Speisesaal	Katholischer Gottesdienst
Montag 17. August	ab 14:00 Abfahrt	Besuch des Schlosses in Memmeldorf
Donnerstag 27. August	16:00 im Speisesaal	Katholischer Gottesdienst

Sonstige Ausflüge werden individuell festgelegt

September

Donnerstag 3. September	16:00 im Speisesaal	Evangelischer Gottesdienst
Mittwoch 9. September	15:00 im Speisesaal	Modenschau mit Musik
Sonntag 16. September	15:00 im Wintergarten/Park	Hühnerfest mit Musik

3

Veranstaltungen für 2020

Mittwoch 23. September	ab 14:00	Stadtbummel
Dienstag 29. September	15:00 im Speisesaal	Geburtstagskaffee mit der Veehnharfengruppe
Mittwoch 30. September	16:00 im Speisesaal	Katholischer Gottesdienst

Oktober

Donnerstag 1. Oktober	15:00 im Speisesaal	Weinfest mit Wahl der Weinkönigin Zwiebelkuchen wird am Vormittag durch die Bewohner selbst gebacken
Sonntag 4. Oktober	10:00 im Speisesaal	Erntedankgottesdienst in der Kirche St. Johannes
Donnerstag 8. Oktober	16:00 im Speisesaal	Katholischer Gottesdienst
Mittwoch 14. Oktober	14:30	Stadtbummel
Freitag 16. Oktober	16:00 im Speisesaal	Diavortrag goldener Herbst auf der Insel Rügen
Donnerstag 22. Oktober	16:00 im Speisesaal	Evangelischer Gottesdienst
Dienstag 27. Oktober	15:00 im Speisesaal	Geburtstagskaffee mit Musik
Donnerstag 29. Oktober	15:00 Uhr im Wintergarten	Märchenvorführung mit Kindern der Martinsschule

November

Samstag 7. November	16:00 im Speisesaal	Katholischer Gottesdienst
Sonntag 8. November	16:00 im Speisesaal	Diavortrag Reisebilder Griechenland/Türkei
Mittwoch 11. November	16:30 Abfahrt	Karpfenessen Gasthof zur Sonne in Buckenhofen

Veranstaltungen für 2020

Freitag 13. November	17:30	Martinsumzug mit den Kindern aus St. Johannis
Sonntag 22. November	ab 13:00 im Park	Großer Vorweihnachtsmarkt im Park Verkauf von Weihnachtkugeln und Weihnachtsschmuck
Dienstag 24. November	14:00 im ev.-luth. Gemeindehaus St. Johannis	Seniorenabendmahl mit anschließendem Kaffeetrinken
	16:00	Film über Forchheim
Donnerstag 26. November	16:00 im Speisesaal	Evangelischer Gottesdienst mit Totengedenken
Montag 30. November	15:00 im Speisesaal	Geburtstagskaffee mit Musik

Dezember

Sonntag 6. Dezember	15:00 im Speisesaal	Nikolausfeier mit Musik
Donnerstag 10. Dezember	16:00 im Speisesaal	Katholischer Gottesdienst
Donnerstag 17. Dezember	Am späten Nachmittag	Besuch des Forchheimer Weihnachtsmarktes
Freitag 18. Dezember	15:00 im Speisesaal	Weihnachtsfeier mit der Volksmusikgruppe
Sonntag 20. Dezember	16:00 im Speisesaal	Evangelischer Gottesdienst
Mittwoch 23. Dezember	14:30 Uhr im Speisesaal	Kleine Weihnachtsfeier mit den Sängern von St. Johannis
Donnerstag 24. Dezember	14:00 im Gemeindesaal	Seniorenabendmahl mit anschließenden Kaffeetrinken
Mittwoch 31. Dezember	18:00 im Speisesaal	Silvesterparty mit Feuerwerk und gutem Essen

3

Selbstverständlich müssen Sie bei der Planung von Tages-, Wochen- und Jahresplanungen auch die externen Qualitätsaspekte berücksichtigen. So bestimmen Sie in Ihrer Einrichtung, inwieweit und wie oft Sie die Kontaktpflege zu Angehörigen, Betreuern und Bezugspersonen planen.

3.3   Kontaktpflege zu den Angehörigen

Eine enge Zusammenarbeit mit den Angehörigen und Betreuern der versorgten Personen ist ein wichtiger Bestandteil in jeder Einrichtung. Im folgenden Konzept, das ich Ihnen nun vorstelle, ist dies beispielhaft umgesetzt:

»Wir begrüßen es zum Wohle der Senioren ausdrücklich, wenn Angehörige uns mit Rat und Tat zur Seite stehen. Anregungen der Bezugspersonen und Angehörigen gehören unter Umständen in die Planung und Umsetzung. Umgekehrt unterstützen und beraten wir die Bezugspersonen und Angehörigen.

Deshalb findet viermal jährlich oder öfter ein Angehörigenabend statt. Bei dieser Gelegenheit unterrichten wir Angehörige, Betreuer und Interessierte über wichtige und aktuelle Themen unseres Hauses. Der Angehörigenabend unterstützt die Kommunikation, vertieft und festigt die Kontakte zwischen den Angehörigen, Betreuern und unserer Einrichtung.

So können die Tagesordnungspunkte aussehen:
1. *Begrüßung*
2. *Vorstellung des neuen Heimbeirats*
3. *Zertifizierung*
4. *Veröffentlichung MDK–Prüfbericht*
5. *Veröffentlichung Heimaufsichtsbericht*
6. *Vorstellung neuer Mitarbeiter*

7. *Kritik und Wünsche*

8. *Angebot zum persönlichen Gespräch mit Heimleitung, Pflegedienstleitung und den Bereichsleitungen*

9. *Gemütliches Beisammensein mit kleiner Stärkung*

Um den Angehörigenabend reflektieren zu können, wird ein Protokoll hierzu geschrieben. Dazu wird eine anonyme Befragung durchgeführt. Die Auswertung der Befragung gibt uns zusätzliche Informationen bzw. Verbesserungsvorschläge.

3

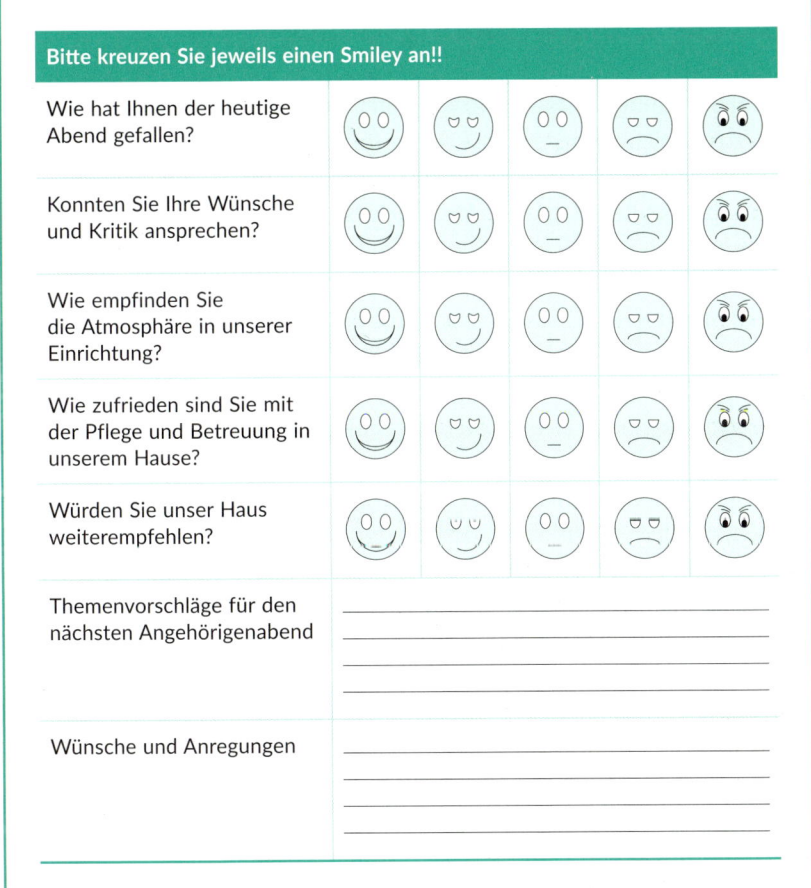

Abb. 3: Beispiel eines Fragebogens.

3.4 Angebote entsprechend der Bedürfnisse

Die zielgruppenspezifischen Angebote für besondere Personengruppen, z. B. kultur-, religions-, geschlechtsspezifische, finden sich meist in der Tagesstruktur/Maßnahmenplanung im Wochenplan oder in der Pflegeplanung. Dort wird beschrieben, wann und wie oft die Angebote stattfinden. Ich verweise an dieser Stelle auf den Tagesplan sowie auf die Formulierungshilfen im weiteren Verlauf des Buches.

3.5 Die Eingewöhnungsphase

Die Eingewöhnungsphase ist ein wichtiger Aspekt des Heimeinzugs. Hier ist es wichtig, welche zielgerichtete Unterstützung die versorgte Person erhält und ob sie sich wohlfühlt. Hat sie die Sicherheit, die sie braucht? Vor allem das anschließende Integrationsgespräch ist ein wichtiges Instrument, um zu erfahren, wie und ob sie sich in der Einrichtung eingelebt hat.

Es geht hier um den Qualitätsaspekt im Bereich 4: »Unterstützung in besonderen Bedarfs- und Versorgungssituationen«. Die Qualitätsaussage lautet: »*Die versorgte Person wurde während der Eingewöhnungsphase in die neue Lebensumgebung zielgerichtet unterstützt.*«[14]

Hier sollen für die Qualitätsprüfung nur jene versorgten Personen herangezogen werden, die innerhalb der letzten zwölf Monate eingezogen sind. Auch für Kurzzeitpflegegäste, die länger als zwei Tage in der Einrichtung sind, muss diese Frage nach der Unterstützung der versorgten Person in der Eingewöhnungsphase bearbeitet werden.

Informationserfassung
- Einzugsdatum
- Datum des Integrationsgespräch (soweit durchgeführt; entfällt bei KPF)

---

[14] QPR vollstationär, Anlage 1, S. 34–35

- Anpassung der Unterstützung während der ersten 8 Wochen des Stationären Aufenthalts (entfällt bei KPF)

Bei der Plausibilitätskontrolle wird überprüft, ob die Informationssammlung zutrifft.

3

Plausibilitätskontrolle
1. Stehen die Angaben zum Einzug und zur Durchführung eines Integrationsgesprächs in der Ergebniserfassung in Einklang mit den Informationen aus anderen Quellen?
☐ Keine Auffälligkeiten festgestellt   ☐ Auffälligkeiten festgestellt (bitte angeben)   ☐ Trifft nicht zu

Allgemeine Beschreibung

Hier ist zu prüfen, ob eine zielgerichtete Unterstützung des Bewohners in der Eingewöhnungsphase geleistet wird. Ferner gehört die Förderung des Wohlbefindens, das Sicherheitsgefühl der versorgten Person und die Integration in die neue Lebenssituation dazu. Hierbei ist die zeitgerechte Vorbereitung der bedarf- und bedürfnisgerechten Versorgung miteingeschlossen.

Leitfragen:

1. Wurde vor dem Einzug kurzfristig (innerhalb von 24 Stunden) nach dem Einzug der versorgten Person eine Einschätzung vorgenommen, ob bzw. in welchen Punkten dringender Versorgungsbedarf besteht?
2. Bei Langzeitpflege:
   - Leistete die Einrichtung in den ersten Wochen nach dem Einzug zielgerichtete Unterstützung?
3. Bei Kurzzeitpflege:
   - Leistete die Einrichtung in den ersten **Tagen** nach der Aufnahme zielgerichtete Unterstützung?[15]

---

[15] QPR vollstationär, Anlage 1, S. 35

3.6   Das Integrationsgespräch

Da die Lebenssituation in der Anfangszeit für viele Bewohner meist schwierig und krisenhaft ist, benötigen sie Hilfe. Es ist Ihre Aufgabe als Mitarbeiter der Sozialen Betreuung, den Kontakt herzustellen, die Bedürfnisse der neuen Bewohner herauszufinden und darauf einzugehen.

Unerlässlich ist dabei die **Biografiearbeit**. Sie bietet Ihnen die sichere Planungsgrundlage für die weitere Gestaltung all Ihrer Betreuungsangebote und -hilfen. Als Mitarbeiter der Sozialen Betreuung zeigen Sie die Möglichkeiten der Beteiligung am Leben in der Einrichtung und helfen bei der Teilnahme daran. Sie erfüllen auch den Wunsch nach individueller Hilfe bei der Kontaktaufnahme zu anderen Mitbewohnern.

Ein weiteres Instrument ist das **Integrationsgespräch**, das acht Wochen nach dem Einzug durchgeführt werden soll. Es geht darum, festzustellen, wie und inwieweit sich die versorgte Person eingelebt hat oder ob sie noch Hilfe benötigt.

Dieses Gespräch soll zielgerichtet und geplant vorgenommen werden. In das Gespräch können unter anderem auch die Bezugsperson/Angehörige des Bewohners befragt werden.

Jede Einrichtung verfügt hier über ein eigenes Konzept oder Checklisten. Ein Beispiel zeigt Ihnen die folgende Tabelle (▶ Tab. 7).

Tab. 7: Ablauf Einzug intern/mit Integrationsgespräch

Herr/Frau

am:
Ggf. Einzugstag/Zimmer

3

Vor dem Einzug

□ Namensschild des neuen
  Bewohners angebracht
□ »Herzlich Willkommen«-Kranz
□ Zimmer und Nasszelle zeitnah
  geputzt, in Ordnung, gelüftet,
  temperiert
□ Fenster geputzt
□ Vorhänge gewaschen
□ Bett frisch bezogen und
  funktionsfähig
□ Bett mit Tagesdecke versehen
□ Schränke leer und sauber

□ Wände in Ordnung
□ Ggf. Wände streichen
□ Telefon frei geschaltet
  (auf Wunsch des Bewohners)
□ Notruf prüfen
□ Getränke und Gläser bereitgestellt
□ Eigene Möbel werden mitgebracht,
  Hausmeister ist informiert
□ Wäschenamensschilder wenn benötigt
  bestellen und patchen
□ Bei Doppelzimmer Mitbewohner
  informieren

Besonderheiten vor dem Einzug

□ Bei PEG/Stoma/Wundversorgung
□ Ernährung – Wundmanagement
  ist informiert
□ Doppelsteckdose liegt bereit

□ z. B. Bei MRSA/ESBL/Clostridien
□ Standards und Hygienemaßnahmen
  sind eingeleitet

Bewohnereinzug

□ Wer ist zuständig (mitteilen)
  Name:
□ Verordnete Medikamente erfasst
□ Hausarzt informieren
□ Schrank, Toilette zeigen
□ Glocke erklären
□ Bett erklären
□ ggf. Mitbewohner/in vorstellen
□ Mitarbeiter vorstellen
□ Wann wecken? (erfragen)
□ Nachtdienst persönlich vorstellen
□ Nachtdienstablauf beschreiben
  (»Es kommt jemand vorbei und
  schaut nach Ihnen!«)

□ Pflegeanamnese/Strukturierte
  Informationssammlung/
  Pflegeanamnese beginnen
□ Essensmeldung an Küche
□ Kärtchen Gewohnheiten/
  Essenswünsche für Service ausfüllen
□ Platz im Speisesaal und Tischnachbar
  vorstellen
□ Hausarzt informieren
□ Nähere Umgebung und Speisesaal
  zeigen
□ Übriges anwesendes Personal
  vorstellen

Wichtig – bitte unbedingt beachten

Inaugenscheinnahme des neuen Bewohners auf:
- ☐ Ernährungszustand
- ☐ Hämatome
- ☐ Hautzustand
- ☐ Kontrakturen
- ☐ Mobilität (Sturz)
- ☐ Atemgeräusche
- ☐ Atemnot
- ☐ Pflegezustand
- ☐ Schmerzen
- ☐ Ödeme

Festzuhalten sind noch Größe, Gewicht, RR, bei Diabetiker BZ.
Bei jeglichem Hautdefekt (auch bei Rötung) muss eine Wunddokumentation angelegt werden. Jede Wunde erhält ein separates Wunddokumentationsblatt.
Aufgenommen werden Entstehungsort, Größe der Wunde, Tiefe, Geruch, Beschreibung (Aussehen) und Wundumgebung.
Fotodokumentation unter Einsatz eines Einweglineals, auf dem der Name des Bewohners, Datum und Uhrzeit stehen.
Genaue Beobachtung und Beschreibung als auch der Versorgungszustand und die Risiken des Bewohners sind am ersten Tag und in den folgenden Tagen der Heimaufnahme ausführlich zu dokumentieren.

Bewohnereinzug in den ersten Tagen

Personal
- ☐ Strukturierte Informationssammlung/Pflegeanamnese
- ☐ EDV Dokumentation vollständig erarbeiten
- ☐ Biografie vollständig
- ☐ Komplette Maßnahmenplanung/ Tagesstruktur oder Pflegeplanung im PC erarbeiten
- ☐ Inkoattest von Arzt unterschreiben lassen und an Verwaltung
- ☐ Vorbereitung Arztvisiten (Übergabebuch/Kalender)
- ☐ Versicherungskärtchen in erweiterter Doku/Box aufbewahren
- ☐ Wäsche mit Namen versehen
- ☐ Namensschilder für Bewohner anbringen
- ☐ Briefkasten beschriften
- ☐ Bewohner in Badeplan/ Duschplan eintragen

- ☐ Überblick über den Tagesablauf
- ☐ Informationstafel zeigen
- ☐ Wer besorgt Pflegemittel, Getränke usw.?
- ☐ Angehörigen mitgeteilt, wie sie eine Pflegekraft erreichen können (am besten über die Bewohnerglocke im Zimmer)
- ☐ Angehörige gefragt, ob sie auch nachts informiert werden möchten (☐ ja ☐ nein)
- ☐ Bettgitter gewünscht oder erforderlich?
- ☐ Einverständniserklärung unterschrieben
- ☐ Beschluss beantragt
- ☐ Vorsorgevollmacht/Patientenverfügung vorhanden und im Ordner abgeheftet
- ☐ Verwahrgeld ?
- ☐ Zimmerschlüssel?
- ☐ Safeschlüssel

Immobile Bewohner

☐ Bewohner nach Einzug wenn möglich erst einmal zur Ruhe kommen lassen
☐ Notwendige pflegerische Verrichtungen durchführen
☐ Glocke bereitlegen und erklären
☐ Getränke bereitstellen und zum Trinken auffordern bzw. eingeben
☐ Regelmäßiger Kontakt zum neuen Bewohner, mindestens jede Stunde

3

In den ersten zwei Wochen

☐ Prüfen, ob der Pflegegrad ausreicht;　　☐ Badeplan　　☐ Fußpflege
　ggf. Verschlechterungsantrag stellen　　☐ Friseur　　☐ Getränkebestellung

Integrationsgespräch innerhalb von 8 Wochen

Wie gefällt es Ihnen bei uns? _____
Haben Sie zielgerichtete Unterstützung
• z. B. beim Einzug erhalten?
• bei der Pflege / Behandlungspflege?
• bei der sozialen Betreuung?
• bei der Essensversorgung?
Haben Sie Wünsche und Anregungen? _____
Sonstiges:

Soziale Betreuung

Orientierungsphase (4 Wochen)
In den ersten beiden Wochen nach dem Einzug wird das bestehende Angebot
vorgestellt und das Interesse daran erfragt.
Bei Interesse: Angebot ankreuzen

kennengelernt:　　　　　　　Beobachtungen – Reflexion

☐ Gedächtnistraining

☐ Gesellschaftsspiele

☐ Gymnastik/Bewegung

☐ Kegeln

☐ Kreativgruppe

☐ Musikgruppe

☐ Sturzprävention

☐ Bewegungsgruppe

☐ Ausflüge

☐ Bunter Nachmittag

☐ Kochen & Backen

☐ Dämmerschoppen

☐ Diavortrag

☐ Gottesdienste
☐ evangelisch
☐ römisch-katholisch

☐ Stadtfahrt

☐ Frühstücksgruppe

Erneutes Integrationsgespräch nach 8 Wochen

Wie gefällt es Ihnen bei uns? _____

Haben Sie zielgerichtete Unterstützung
bei der Gestaltung Ihres Tagesablauf
erhalten beim Einzug erhalten? _____

Haben Sie Wünsche und Anregungen? _____

Sonstiges: _____

Unterschrift Pflegefachkraft: Datum:

3.7 Wohlbefinden

Das Wohlbefinden jeden einzelnen Menschen hängt von seinen Gefühlen
und Emotionen ab, die von seinem Denken und Handeln beeinflusst werden. Mit der differenzierten Erfassung des Wohlbefindens von Bewohnern
wird nicht nur auf Situationen und Reaktionen des Bewohners eingegan-
gen, sondern auch auf seinen Zugang zur Individualität des Erlebens und
Verhaltens. Diese Angaben zum Wohlbefinden sind in der Pflegedokumentation nachvollziehbar zu dokumentieren (▶ Tab. 8).
Zur Thematik des Wohlbefindens gehört die Beachtung und Dokumentation der unterschiedlichsten Gefühle wie Freude, Traurigkeit, Angst/Furcht
oder Ärger. Nachfolgend finden Sie einige beispielhafte Formulierungshilfen (▶ Tab. 8).

Tab. 8: Angaben zum Wohlbefinden

Freude	
Vertrauen	Frau F. vertraut mir heute und lässt sich zum Mittagessen begleiten.
Glück	Herr O. ist heute glücklich, da seine Tochter zu Besuch kommt Frau I. freut sich heute, weil ihre Tochter kommt und lächelt den ganzen Vormittag, Herr B. hat sich über einen Anruf von seinem Sohn gefreut und erzählt darüber.
Übermut	Frau K. erzählt den ganzen Tag Witze.
Leidenschaft	Herr T. ist mit Begeisterung beim Spielenachmittag dabei.
Lust	Herr O. hat heute große Lust, in die Stadt zu gehen und ein Café zu besuchen
Begeisterung	Frau A. ist begeistert, da wir heute ins Theater gehen.
Zufriedenheit	Herr R. macht einen zufriedenen Eindruck, redet auf Ansprache und lacht herzlich.
Stolz	Frau Q. erzählt von ihrer Tochter, die Ärztin ist. Sie ist sehr stolz auf ihre Tochter.
Selbstvertrauen	Frau B. singt heute ihr Lieblingslied vor der ganzen Gruppe und strahlt dabei.
Gelassenheit	Herr F. ist heute beim Baden sehr gelassen.
Dankbarkeit	Herr Z. freut sich, dass ich mir heute viel Zeit für ihn genommen habe und schenkt mir Schokolade.

Traurigkeit	
Einsamkeit	Frau O. fühlt sich heute sehr einsam. Sie erzählt, dass ihre Kinder in den USA wohnen. Herr D. ist sehr in sich gekehrt, sucht von sich aus keinen Kontakt zu anderen Bewohnern oder Pflegekräften.
Verzweiflung	Frau S. weint heute viel. Sie sucht verzweifelt ihre Mutter.
Sehnsucht	Herr. N. sehnt sich nach seiner Frau, die schon verstorben ist.

3

Mitgefühl	Frau K. erzählt von ihrer Nachbarin, die sich das Bein gebrochen hat
Leere	Frau B. fühlt sich heute nicht wohl, kann selbst nicht sagen, woran es liegt.
Langeweile	Frau Ä. kann mit sich heute nichts anfangen.
Beleidigt sein	Frau S. ist heute gekränkt, da sie beim Baden nicht die erste war.
Enttäuschung	Herr K. ist von seinen Kindern enttäuscht. Diese wollten heute kommen und er hat den ganzen Tag auf sie gewartet. Doch sie kamen nicht.
Rührung	Frau W. ist sehr aufgeregt, weil der Bürgermeister zu ihrem Geburtstag kommt.

Angst/Furcht

Ekel	Herr G. ekelt sich vor dem Essen. Er mag die passierte Kost nicht.
Sorge	Frau K. ist in Sorge, weil ihre Tochter heute noch nicht angerufen hat.
Reue	Herr B. erzählt davon, dass er nicht bei seinem Bruder war, bevor dieser verstarb. Er konnte ihm einen Streit nicht verzeihen. Sagt wörtlich: »Das habe ich falsch gemacht – und kann es nun nicht mehr ändern.«
Anspannung/ Nervosität	Frau I. muss heute zur Untersuchung zum Arzt. Sie ist sehr angespannt.
Selbst-unsicherheit	Herr N. hält sich heute in der Gruppe auffällig zurück.
Schuldgefühle	Frau S. findet, dass ihre Tochter heute nicht gut gekleidet ist. Sie glaubt, dass sie sie schlecht erzogen habe.

Ärger/Zorn/Wut

Eifersucht, Neid	Frau L. ist auf ihre Freundin eifersüchtig, da diese heute mehr Besuch bekommt.
Missmut	Herr Q. ist frustriert, da er sich nicht mehr allein rasieren kann.
Ungeduld	Herrn Z. geht heute alles zu langsam.

Abneigung, Widerwillen, Trotz	Herr M. ist heute sehr aufgebracht und will in Ruhe gelassen werden.
Abneigung, Verachtung	Frau J. will nicht in den Wintergarten »zu den Kranken«, wie sie sagt.
Misstrauen	Herr L. vertraut mir heute nicht und will nicht von mir begleitet werden.

Tatsächlich gehört es zu den schwierigsten Aufgaben für Pflege- und Betreuungskräfte, das Wohlbefinden der ihnen anvertrauten Menschen wahrzunehmen und nachvollziehbar zu dokumentieren. Doch die QPR vollstationär macht auch deutlich: *»Zu prüfen ist, ob für die versorgte Person eine individuelle Gestaltung des Tagesablaufs ermöglicht und gefördert wird, die ihren Bedürfnissen entspricht. Zu prüfen ist ferner, ob bei Personen, die kognitive oder psychische Beeinträchtigungen aufweisen, die Tagesstrukturierung zur Förderung von Orientierung und Wohlbefinden eingesetzt wird.«*[16]

Tab. 9: Formulierungsbeispiele zum Wohlbefinden

Dokumentation in den Übergaben/im Pflegebericht	Pflegeplanung Soziale Betreuung	Maßnahmenplan
Wohlbefinden • Frau I. ist heute deutlich entspannt, weil ihre Tochter kommt.	Ressource • Tochter kommt alle zwei Wochen zu Besuch.	Tochter kommt am Mittwoch und Samstag. Nachmittags gehen beide zusammen spazieren oder Kaffee trinken in der Stadt.
• Frau O. fühlt sich heute sehr einsam. Sie erzählt, dass ihre Kinder in den USA wohnen.	Ressource • Kann Kontakt zu Kinder aufnehmen. Maßnahme • Einmal die Woche Dienstags um … Uhr Computer einschalten, um Frau O. das Skypen mit ihrer Familie zu ermöglichen.	Kinder haben ihr ein Telefon geschenkt hier kann sie jederzeit anrufen (Zeitumstellung berücksichtigen). Ruf meist um… Uhr an, da ist ihre Tochter zu Hause. Danach fühlt sie sich wohler.

---

[16] QPR vollstationär, Anlage 4, S. 18

3.8 Begleitung sterbender Heimbewohner und ihrer Angehörigen

Die Fragen rund um die Qualität der Versorgung Sterbender und ihrer Angehörigen gehören in den Qualitätsbereich 6 (6.2 Begleitung Sterbender und ihrer Angehörigen). Die Qualitätsaussage der QPR lautet: »*Die Einrichtung sorgt für geeignete Rahmenbedingungen für ein würdevolles Sterben und Abschiednehmen. Die schließt auch den respektvollen Umgang mit Verstorbenen ein. Die Unterstützung berücksichtigt den individuellen biografischen, kulturellen und religiösen Hintergrund sowie die individuellen Wünsche und Vorstellungen Sterbender und ihrer Angehörigen. Sie orientiert sich an dem Ziel, bestmögliche Lebensqualität in der letzten Lebensphase herzustellen.*«[17]

Selbstverständlich verlangen die Prüfer ein aussagekräftiges Konzept und nachvollziehbare Verfahrens- und Zuständigkeitsregelungen.

Tab. 10: Prüffragen Begleitung sterbender Heimbewohner und ihrer Angehörigen

1	Liegt ein schriftliches Konzept für die Begleitung Sterbender und ihrer Angehörigen vor?	☐ ja ☐ nein
2	Gibt es Regelungen für die Zusammenarbeit mit externen Einrichtungen (z. B. Palliativdienste, Hospizinitiativen) und namentlich bekannte Mitarbeiter als Ansprechpartner für solche Einrichtungen?	☐ ja ☐ nein
3	Ist konzeptionell geregelt, dass die Wünsche der versorgten Person und der Angehörigen für den Fall einer gesundheitlichen Krise und des Versterbens erfasst?	☐ ja ☐ nein
4	Ist konzeptionell geregelt, dass Patientenverfügungen oder Vorsorgevollmachten den Mitarbeiterinnen und Mitarbeitern bekannt und jederzeit verfügbar?	☐ ja ☐ nein
5	Ist konzeptionell geregelt, dass im Sterbefall eine direkte Information der Angehörigen entsprechend den von ihnen hinterlegten Wünschen erfolgt?	☐ ja ☐ nein

---

[17] QPR vollstationär, Anlage 2, S. 30

Wenn Sie diese Qualitätsaussage wirklich erfüllen wolle, sollten Sie die Ihnen anvertrauten Menschen und Angehörige gut kennen und somit die Vorstellungen und Wünsche für ein würdevolles Sterben und Abschiednehmen kennen und dokumentieren. Auch das wird nur dann in einem qualitativ guten Rahmen funktionieren, wenn ein Konzept dafür vorliegt. Vielleicht kann Ihnen das folgende Konzept dabei helfen, sich auch hier um qualitätsvolle Arbeit zu bemühen.

3

»Leben bis zuletzt«

Allgemeine Einführung
Wir sehen die Begleitung sterbender Bewohnerinnen und Bewohner als Lebensbegleitung in vertrauter Umgebung an. Der Tod ist, neben der Geburt, der intimste Moment eines Menschen. Diesen letzten Weg mit den uns anvertrauten Menschen gemeinsam in Würde zu gehen, den Menschen in Würde zu begleiten, ist eine zentrale Aufgabe unserer Einrichtung und all unserer Mitarbeiter. Wir wollen Sterbende begleiten, mit ihnen zusammen loslassen und im Glauben an die Auferstehung Hoffnung setzen.

Prof. Dr. Friedemann Nauck, der Präsident der DGP, erklärte: »Zu einer würdevollen Betreuung am Lebensende in Pflegeheimen gehören die Behandlung und Linderung von Schmerzen und weiteren körperlichen Symptomen, die umfassende palliativpflegerische Versorgung sowie die psychosoziale und spirituelle Begleitung. Wir müssen Bewohner und ihre Angehörigen mit ihren Sorgen und Ängsten in den Pflegeheimen ernst nehmen und ihnen alle Möglichkeiten der Unterstützung und Entlastung bieten. Der alte Mensch muss im Pflegeheim im Mittelpunkt stehen.«[18]

Ziele und Grundsätze
Unser aller Ziel ist es, dass die Bewohner in unserem Haus bis zuletzt in Würde leben und sterben dürfen, entsprechend ihren eigenen Wünschen,

---

[18] Deutsche Gesellschaft für Palliativmedizin http://www.dgpalliativmedizin.de/startseite/ dgp-und-dhpv-fordern-adaequate-hospiz-und-palliativversorgung-fuer-hochbetagte-schwerstkranke-und-sterbende-menschen-in-pflegeeinrichtungen.html, Zugriff am 7. Mai 2019

Bedürfnissen und Vorstellungen. Schwerkranken Bewohnerinnen und Bewohnern, die im Sterben liegen, möchten wir ein angstfreies und schmerzfreies Sterben in unserer Einrichtung ermöglichen. Lebensqualität, auch im Sterbeprozess, zu erhalten, ist uns wichtig. Um dies zu erreichen, arbeiten wir mit den Ärzten, Mitarbeitern, Angehörigen, Seelsorgern usw. Hand in Hand.

Besonders bedeutsam ist uns die Würde des Sterbenden im Leben und über den Tod hinaus. Die Art und Weise der Begleitung bestimmt immer der Sterbende. Hierbei ist es sehr hilfreich, wenn auf eine Patientenverfügung und die erstellte Biografie, die im Vorfeld meist bei der Aufnahme mit dem Bewohner oder Angehörigen geklärt wurde, zurückgegriffen werden kann.

Darüber hinaus wird eine umfassende Betreuung des Sterbenden im körperlichen, psychosozialen und religiösen Bereich angestrebt, da der bevorstehende Tod Ängste und Unsicherheit hervorrufen kann.

Auf Wunsch des Sterbenden oder nach vorgehender Absprache können durch Mitarbeiter, Angehörige, Seelsorger und Hospizdienste Sitzwachen organisiert werden. Unser Ziel ist es, bereits beim Heimeinzug darauf hinzuwirken, dass Angehörige auch weiterhin fester Bestandteil im Alltag des Heimbewohners bleiben.

Kommunikation

Die Kommunikation mit allen Beteiligten ist ein sehr sensibler Punkt, wenn es um das Verhalten während der letzten Lebensphase und nach dem Tod des Bewohners geht. Hier ist es besonders wichtig, die richtigen Schritte in der richtigen Reihenfolge zu tun. Für diese Situation sind zunächst mit dem Betroffenen, sofern er es möchte bzw. noch kann, und den Angehörigen Absprachen zu treffen. So ist die Frage zu klären, wer benachrichtigt werden soll, ob Angehörige auch nachts verständigt werden möchten, falls sie nicht vor Ort sind. Auch wird über die Frage der Begleitung durch die jeweilige Kultur und Religion des Betroffenen, seine Wünsche und Vorstellungen gesprochen. Trost und Zuspruch in Form von Krankensalbung, Abendmahl, seelsorgerischem Beistand und Begleitung werden zugesichert. Das Beerdigungsinstitut kann bereits in dieser Phase vom Bewohner festgelegt werden.

Wenn eine Patientenverfügung vorhanden ist, wird im Fall der Entscheidungsunfähigkeit geregelt, welche Formen und Felder medizinischer Behandlung die Ärzte in den Grenzsituationen des Lebens anzuwenden bzw. zu unterlassen haben. Das »Ob und Wie« medizinischer Maßnahmen kann festgelegt, besondere Behandlungssituationen wie »künstliche Ernährung«, »künstliche Beatmung« und »künstliche Flüssigkeitszufuhr« geklärt werden. Ferner ist der festgeschriebene Wunsch nach Sterben in vertrauter Umgebung durch Vermeidung einer Krankenhauseinweisung im Sterbeprozess zu respektieren. In unserer Einrichtung befinden sich die vorhanden Patientenverfügungen und Vorsorgevollmachten in der erweiterten Dokumentation somit haben die Mitarbeiter jederzeit Zugriff darauf.

3

Psychosoziale Betreuung
Der Sterbeprozess bedeutet die größte Lebenskrise im Lebenslauf des Menschen. Ein respektvoller Umgang verlangt ein Ernstnehmen der Bedürfnisse des Sterbenden, die häufig gegensätzlich zu denen der Mitarbeiter der Einrichtung sein können. Besonders wichtig erscheinen häufig folgende Bedürfnisse wie

- Schmerzfreiheit
- Nähe und Zuwendung
- Sterben zu Hause
- Nahestehende Menschen
- Offenheit und Aufklärung

Um das Bedürfnis nach Schmerzfreiheit zu erfüllen, muss das Pflegepersonal in der Lage sein, eine aktuelle, systematische, pflegerische Schmerzeinschätzung vorzunehmen und Hausärzte oder Fachärzte hinzuzuziehen. Die meisten sterbenskranken Menschen wissen – auch wenn sie dies nicht äußern – wie es um sie steht. Somit hat der sterbende Mensch das Recht auf Offenheit und Aufklärung. Diese Aufklärung ist Sache des Arztes und sollte einfühlsam und unter Einbezug des Sterbenden erfolgen.

Das Bedürfnis nach Nähe und Zuwendung kann sehr unterschiedlich ausgeprägt sein. Manche Sterbende wünschen Berührungen, andere nicht. Es gilt herauszufinden, wer einen besonders guten Kontakt zur sterbenden Person hat. Dies kann Pflegepersonal, Seelsorger, Sozialdienst, Ehrenamtliche etc.

sein. Die Einbeziehung des Hospizdienstes ist für uns eine hilfreiche Unterstützung.

Das Bedürfnis nach dem Zuhause ist bei sterbenden Menschen sehr hoch. Das Sterben ist aber nicht nur für die betroffene Person, sondern auch für die Mitmenschen im unmittelbaren sozialen Umfeld sehr belastend. Sterbende Menschen röcheln vielleicht, haben starke Absonderungen, frieren oder schwitzen stark. Darauf müssen Angehörige vorbereitet werden, wenn der Sterbende zu Hause bleiben kann. Der sterbende Mensch ist dann auch in seiner letzten Lebensphase in seinen gewohnten vier Wänden. Er bleibt Teil seiner Familie und seines engen sozialen Umfeldes. In unserem Haus werden wichtige Bezugspersonen nach Möglichkeit unterstützend in die Sterbebegleitung mit einbezogen. Es wird dem Mitbewohner in einem Zwei-Bett-Zimmer ein Ausweichzimmer angeboten.

Im Sterbeprozess ist es von Bedeutung, etwas über die Biografie des Menschen zu wissen, z. B. welche Musik er gern hört, welchen Duft er bevorzugt, was er gern trinkt oder welche Blumen er liebt, welcher Religion er angehört und ob er seelsorgerischen Beistand wünscht.

Eintritt des Todes

Nach Eintritt des Todes können die Angehörigen und engsten Vertrauten Abschied nehmen. Der Verlust eines lieben Menschen kann sehr schmerzhaft sein, jeder verarbeitet dies anders. Ein Abschiedsritual kann in solchen Situationen und Momenten sehr hilfreich sein. Unsere Abschiedsrituale sind etwa das Bereitstellen einer (elektrischen) Kerze, oder das Angebot die Lieblingsblumen oder eine Rose/Rosenkranz in die gefalteten Hände des Verstorbenen zu legen. Im Hintergrund wird leise Musik gespielt.

Wir begleiten die Angehörigen aus dem Zimmer und erklären ihnen behutsam den weiteren Verlauf:
- Letzte Pflegeverrichtung und Betten des Verstorbenen
- Information an den Arzt (Leichenschau) und Ausstellung des Totenscheins
- Angehörige beauftragen, das Beerdigungsinstitut zu informieren
- Abholung durch das Beerdigungsinstitut

- Auflösen des Zimmers
- Wir ermöglichen neben dem Geschäftsmäßigen auch Zeit für Trauer und ein persönliches Wort

Angehörige

Es ist in jedem Einzelfall zu klären, in welcher Beziehung die Angehörigen, engste Vertraute und der gesetzliche Betreuer, falls im Vorfeld noch nicht abgeklärt, zu dem Sterbenden stehen. Hier werden, wenn möglich, die Wünsche und Bedürfnisse des Bewohners mit einbezogen dies wird in der Dokumentation schriftlich hinterlegt. Meist sind die nahen Angehörigen die wichtigsten Bezugspersonen. Wir binden sie, nach Absprache und wenn der Wunsch besteht, in alle Handlungen im Sterbeprozess mit ein. Nahe Angehörige sind somit wesentlicher Bestandteil der Sterbebegleitung. Sie können bei den Sterbenden bleiben und werden durch uns mit verschiedenen Angeboten wie z. B. Gesprächen, Hinzuziehen eines Seelsorgers oder Hospizvereins, Anbieten von Getränken und Imbiss versorgt. Ferner wird eine Schlafgelegenheit zur Verfügung gestellt.

Hospiz- und Palliativarbeit

Seit Jahren ist die Integration freiwilliger/ehrenamtlicher Hospizhelfer ein bedeutender Bestandteil unserer Einrichtung und des Hospizverein. Dieser ergänzt die Leistungen der hauptamtlichen Mitarbeiter in unserem Haus und des Palliativdienstes. Ehrenamtliche Hospizhelfer übernehmen die Aufgaben der psychosozialen und spirituellen Betreuung bei sterbenden Bewohnern. Wenn gewünscht, unterstützen sie den Bewohner und seine Angehörigen in der Sterbephase und den damit verbundenen Lebens- und Sinnkrisen. Sie verbessern in hohem Maße das Leistungsangebot und stellen in besonderer Weise eine Verbindung zum gesellschaftlichen Alltag, auch außerhalb des Pflegealltags, her.

Es ist uns wichtig eine stabile palliative Vernetzung mit fachlich richtigen und akzeptierten Rollen- und Aufgaben zu haben. Dies bildet das Grundgerüst für einen guten Umgang mit Sterben und Tod. Uns ist weiterhin bewusst, dass ein Eintauchen der Sterbebegleiter in die Grenzsituation von Sterben und Tod eine besondere emotionale und psychosoziale Belastung darstellt. Der Hospizverein stellt hierfür, als Basis der Psychohygiene, min-

destens eine einfühlsame Begleitung sicher. Die Individualität des sterbenden Menschen und seine situationsspezifischen Bedürfnisse sind Auftrag
für uns, die Sterbebegleitung angemessen zu gestalten und hierbei freiwil-
lige Helfer, Hospizhelfer und Angehörige einzubeziehen.

Religiöse und seelsorgerische Begleitung

Die Sorge um den alten und kranken Menschen ist Aufgabe jeder christ-
lichen Gemeinde. Falls gewünscht, bemüht sich die Seelsorge der christ-
lichen Gemeinde innerhalb unserer Einrichtung, die Zuwendung Gottes in
der besonderen Lebenssituation des sterbenden Menschen erfahrbar zu
machen. Seelsorge beinhaltet Gottesdienste und Sakramentenspende, aber
auch Hören, Reden, Trösten im Deutungshorizont des Glaubens. In unserer Einrichtung sind christliche Seelsorger benannt und im Heimalltag
bekannt. Darüber hinaus sind wir offen für eine gute Zusammenarbeit mit
Seelsorgern aller Konfessionen. Begründet durch die betonte individuelle
ethische/ religiöse Grundhaltung jedes einzelnen Menschen werden Angebote der Seelsorge entsprechend dem Bedürfnis des sterbenden Menschen
besonders behutsam und unter Berücksichtigung der geäußerten bzw. ge-
lebten Weltanschauung vermittelt.

Mitarbeiter

In unserer Einrichtung befinden sich mehrere Mitarbeiter mit der Weiter-
bildung zur Fachpflegekraft in der Palliativversorgung. Diese unterstützen
die Mitarbeiter dabei, sich ihrer Rolle im Begleiten von Sterbenden und ihrer
Angehörigen bewusst zu werden. Dies fordert ein hohes Maß an Empathie,
Belastbarkeit und Engagement. Unseren Mitarbeitern ist das Konzept der
Sterbebegleitung bekannt. Der reflektierte Umgang mit der existenziellen
Lebenssituation des Bewohners benötigt geschulte und regelmäßig fortge
bildete Mitarbeiter. Dies wird von unserer Einrichtung gewährleistet. Die so
gewonnene und gekräftigte ethische Grundhaltung hilft den Mitarbeitern
mit der Situation Sterben und Tod besser umzugehen. Ferner findet ein regelmäßiger Austausch während der Dienste und Übergaben statt. Mitarbeiter werden nach Absprache entlastet, sodass sie mehr Zeit für eine intensive
Zuwendung des im Sterben liegenden Bewohners haben. Des Weiteren werden die Hospizhelfer von den ausgebildeten Palliativmitarbeitern beraten,
unterstützt und in die Aufgabe eingewiesen.

Neue Mitarbeiter, Praktikanten und Auszubildende werden schrittweise in die Sterbebegleitung eingeführt. Dabei respektieren wir die persönlichen Grenzen. Ängste von Mitarbeitern vor dem Tod werden wahrgenommen und miteinander besprochen. Die Unterschiede der Pflegekräfte im Umgang mit Sterben, Tod und Trauer werden gesehen und respektiert.

3

Fortbildung und Weiterbildung

Die Fort- und Weiterbildung ist ein wichtiger Baustein im Umgang mit Sterben und Tod. Denn nicht nur die Aneignung und Vertiefen von fachlichem Wissen steht bei den Fort- und Weiterbildungen im Vordergrund, sondern auch die Auseinandersetzung mit der eigenen Einstellung. In der konkreten Umsetzung heißt das, dass die Mitarbeiter sich in den verschiedenen Kompetenzbereichen ihrer Arbeit auskennen. Einem Sterbenden begegnen zu können bedeutet, sich der eigenen Vergänglichkeit bewusst zu werden, sich auf den anderen Menschen emotional einzulassen und mögliche Grenzen in der Begleitung wahr- und annehmen zu können. Besonders hier ist die fachliche Kompetenz von Bedeutung, um die Überwachung und Behandlung von Symptomen wie Schmerz, Übelkeit, Schwitzen, Atemnot, Angst oder die Überwachung von apparativen palliativ-medizinischen Behandlungsmaßnahmen wie Medikamentenpumpe, Portsysteme etc. einschätzen und durchführen zu können. Zudem ist die Begleitung und Beratung der Angehörigen ein weiterer Bestandteil im Hilfsbedarf.

Pflegerische Versorgung und Bewohner-/Patientenbeobachtung

Bei der pflegerischen Versorgung sehen wir unsere Aufgabe darin, dem Sterbenden durch fachliche und individuelle Pflege eine hohe Lebensqualität ohne Schmerzen und möglichst viel Selbstbestimmung zu erhalten. Wir achten auf persönliche Zuwendung durch die vertraute Pflegekraft und Anteilnahme, wann immer es der im Sterben Liegende wünscht.

Die Mitarbeiter wägen ab, inwieweit und in welcher Form die Körper- und Mundpflege durchgeführt wird. Ebenfalls wird mit dem Arzt erwogen, welche schmerzfreie und atemerleichternde Lagerung und Pflege angebracht ist. Wenn sich ein Bewohner im Sterbeprozess befindet und nicht gelagert werden will oder kann, weil er etwa ein Lagerungsmittel ablehnt, ergibt sich ein Spannungsfeld zwischen der Vermeidung eines Dekubitus und dem

Wunsch des Bewohners (z. B. in Ruhe gelassen zu werden). Unter dem Gesichtspunkt stellt sich die Frage: »Ist die Vermeidung des Dekubitalulkus in dieser Situation des Bewohners vorrangig?«

Auch kommt in der letzten Lebensphase der Ernährung und der Flüssigkeitszufuhr eine besondere Bedeutung zu. Das stellt alle Beteiligten oft vor eine Vielzahl von Problemen. Nicht mehr essen oder trinken zu können bedeutet nicht selten eine unmittelbare Bedrohung für das Leben. Bewohner wie auch Angehörige erleben die Einschränkungen bei der Nahrungsaufnahme, den Verzicht auf Essen und Trinken und andere damit verbundene Symptome als Verlust von Lebensqualität. Vieles, was früher wichtig war, verliert an Bedeutung. Bei diesen Punkten streifen wir immer die Grenze des ethisch Vertretbaren und können die Situation nur im Kontakt mit Bewohner, soweit möglich, Angehörigen und in Zusammenarbeit mit dem Arzt würdig gestalten. Ebenso gehen wir auf die Bedürfnisse wie Ruhe und Schlaf ein. Wir achten auf eine angenehme Atmosphäre im Zimmer (Ruhe, Temperatur, Luftfeuchtigkeit und Beleuchtung). Wenn gewünscht werden Musik und entspannende Düfte zur Verfügung gestellt. In der Gegenwart des Sterbenden sprechen wir so, als ob er bei Bewusstsein wäre. Der Hörsinn ist der letzte Sinn, der schwindet. Wir achten immer auf eine ruhige, verständnisvolle und sprachbegleitende Ansprache bei allen Tätigkeiten und Maßnahmen, die durchgeführt werden.

In jeder Phase dieses Weges sind wir, soweit gewünscht, in sehr engem Kontakt zu den nächsten Angehörigen des Sterbenden. Ebenso ist der Hausarzt von Anfang an mit einbezogen. In Absprache mit Hausarzt und Angehörigen wird evtl. das Einbeziehen eines Palliativ-Mediziners besprochen. Es wird darauf geachtet, dass der Sterbende keine Schmerzen hat. Auf Wunsch werden ein Seelsorger und der Hospizverein mit hinzugezogen.

Es ist uns ein großes Anliegen, dass Sterbende weitgehend selbstbestimmt, schmerzfrei und möglichst ohne Angst ihren Weg gehen können.

Medizinische Versorgung
Der Kontakt zum Hausarzt ist wichtiger Bestandteil aller Bemühungen. Falls eine Patientenverfügung vorliegt, wird sehr verantwortlich mit allen

Beteiligten der Weg besprochen. Etwa die Frage, ob noch eine Krankenhauseinweisung erfolgen oder in welcher Weise die Flüssigkeitszufuhr gewährleistet werden soll. Wenn dies nicht der Fall ist, wird dies individuell mit Bewohner, Angehörigen und Arzt besprochen, um dem Wunsch des sterbenden Bewohners nachzukommen. Die Frage der Medikation wird ebenso verantwortlich bedacht. Besonders beim Einsatz von fremden Ärzten ist es wichtig, dass wir mit den Ärzten ins Gespräch kommen und auf den erklärten mutmaßlichen Willen des Bewohners bei Eintritt in die Sterbephase hinweisen.

3

Eine sehr ernsthafte ärztliche Aufgabe in der Sterbephase ist die palliativ-medizinische Versorgung, d. h. das Bemühen, mit medizinischen Maßnahmen das Leiden bei Sterbenden zu lindern.

Palliativkoffer
Der »Palliativkoffer« wurde von unseren ausgebildeten Palliativ-Fachpflegekräften selbst zusammengestellt. Er enthält wichtige Hilfsmittel, um einen würdigen Rahmen im Trauerfall zu gestalten. Der Trauerpalliativkoffer befindet sich im Schrank im Wohnbereichszimmer und ist für alle zugänglich.

Der Trauerkoffer enthält Materialien, die von der Todesnachricht über die Erinnerung bis zum Gestalten des Abschieds reichen, wie Rosenkranz, Gebetbuch, Kreuz, große Kerze (elektrisch), Bibel, Tischdecke, CD's, Duftstein und Duftöle, Salzsteinlampe und noch einiges mehr.

Versorgung Verstorbener
Die Würde und der respektvolle Umgang mit dem Verstorbenen werden über den Tod hinaus beachtet. Die Versorgung des Verstorbenen erfolgt unter Beachtung der vorgegebenen Standards. Hierbei werden die bekannten Wünsche des Verstorbenen soweit wie möglich respektiert. Der Verstorbene verbleibt bis zur Abholung durch das Beerdigungsinstitut im Zimmer.

Abschiedsgestaltung
Es ist uns wichtig, dass der Abschied von dem Verstorbenen in einer würdigen und angenehmen Umgebung stattfindet. Wir unterstützen Mitarbeiter,

Angehörige, Freunde und Bewohner dabei, sich vom Verstorbenen zu verabschieden. Selbstverständlich kann jeder selbst entscheiden, ob und wie er sich verabschieden möchte.

Nach dem Tod eines Bewohners wird mit den Bewohnern der Einrichtung und Mitarbeitern für den verstorbenen Mitbewohner gebetet. Unsere Mitarbeiter legen großen Wert darauf, an der Beerdigung teilzunehmen und bieten auch Bewohnern der Einrichtung an, sie zu begleiten.

Einmal im Jahr findet ein Gedenkgottesdienst für alle verstorbenen Bewohner statt. Dieser wird von Mitarbeitern, Mitbewohnern und den Seelsorgern gestaltet. Hierzu werden auch die Angehörigen der Verstorbenen eingeladen. So erleben die Bewohner, dass sie, wenn sie selbst einmal versterben, in Erinnerung bleiben.

Trauerbuch und Erinnerung

In unserem Haus wird ein Aushang mit Spruch, Blumen und einer Gedenkkarte, die alle unterschreiben, im Speisesaal unseres Hauses aufgestellt. Diese bleibt dort bis zum Tage der Beerdigung. Es gibt auch ein »Erinnerungsbuch«, in das Bewohner, Mitarbeiter und andere Betroffene letzte Grüße oder Wünsche schreiben können.«

4 Einrichtungsinterne Organisation und Qualitätsmanagement

4.1 Qualitätsdefizite/Beschwerden

Die Erfassung von Beschwerden bzw. die Vermeidung von Qualitätsdefiziten ist ein Bestandteil der Sozialen Betreuung und Alltagsgestaltung. Sie gehört in der QPR zum Qualitätsbereich 6.3 »Maßnahmen zur Vermeidung und zur Behebung von Qualitätsdefiziten«. Die Qualitätsaussage lautet: »Die Einrichtung verfügt über ein systematisches Qualitätsmanagement und reagiert zeitnah und mit angemessenen Maßnahmen auf Qualitätsdefizite. Es gibt definierte Verfahren zur Auswertung und Nutzung von Qualitätskennzahlen.«[19] Die Informationserfassung erfolgt jeweils als Freitext:

- Qualitätsdefizite, die bei der letzten externen Prüfung festgestellt wurden oder danach auftraten,
- interne Maßnahmen zur Identifizierung etwaiger Qualitätsdefizite,
- aktuelle Maßnahmen zur Behebung von Qualitätsdefiziten:
  Geprüft wird, »ob die Einrichtung im Rahmen des internen Qualitätsmanagements Qualitätsdefizite erfasst und Maßnahmen zur Behebung plant und durchführt. Als Grundlage dienen die Prüfergebnisse vorangegangener externer Prüfungen und die aktuellen Indikatoren für die Ergebnisqualität.«[20]

---

[19] QPR, Anlage 2, S. 32
[20] Ebd.

Tab. 11: Prüffragen »Maßnahmen zur Vermeidung und zur Behebung von Qualitätszielen«

1	Werden geeignete Maßnahmen im Rahmen des internen Qualitäts-managements durchgeführt, um Qualitätsdefizite zu identifizieren?	☐ ja ☐ nein
2	Werden Qualitätsdefizite systematisch bewertet und bei Bedarf bearbeitet?	☐ ja ☐ nein
3	Hat die Einrichtung geeignete Maßnahmen eingeleitet, um schlechte Versorgungsergebnisse (Qualitätsindikatoren) zu verbessern?	☐ ja ☐ nein
4	Werden Maßnahmen zur Qualitätssicherung evaluiert?	☐ ja ☐ nein
5	Sind die Mitarbeiterinnen und Mitarbeiter in Verfahren zur Identifizierung von Qualitätsproblemen einbezogen?	☐ ja ☐ nein

5 Bedarfsübergreifende Qualitätsaspekte

5.1 Biografieorientierte Unterstützung

Die Qualitätsaussage zum Bereich 5.2 »Biografieorientierte Unterstützung« lautet: »Die Unterstützung der versorgten Personen orientiert sich an individuell bedeutsamen Ereignissen oder Erfahrungen im Lebensverlauf. Die persönlichen Bezüge der versorgten Person zu solchen Ereignissen und Erfahrungen werden genutzt, um den Alltag bedürfnisgerecht zu gestalten, positive Emotionen zu fördern und – insbesondere bei kognitiv beeinträchtigten Personen – die Bereitschaft zu Kommunikation und Aktivität zu fördern.«[21] Hier ist soll der Prüfer Feststellungen zu anderen Qualitätsaspekten nutzen, wie:

- »Unterstützung bei der Tagesstrukturierung, Beschäftigung und Kommunikation
- Unterstützung der versorgten Person bei der Eingewöhnungsphase
- Unterstützung von versorgten Personen mit herausforderndem Verhalten und psychischen Problemlagen«[22]

In der allgemeinen Beschreibung geht es um die Frage, ob eine solche biografieorientierte Unterstützung in der Einrichtung gewährleistet ist.

Die Leitfrage lautet: »Werden bei der Unterstützung der versorgten Personen biografische Aspekte berücksichtigt und werden – wenn dies angezeigt

---

[21] QPR vollstationär, Anlage 2, S. 24
[22] Ebd.

ist – Möglichkeiten, Bezüge auf bedeutsame Ereignisse oder Erfahrungen im Lebensverlauf herzustellen, genutzt?«[23]

☐ Keine Defizite festgestellt	☐ Defizite bestgestellt

Zur Erfüllung dieser Qualitätsaspekte wird dokumentiert, wie die Biografie ausgesehen hat und wie sie jetzt gelebt wird.

Beispiel **Biografisches zu Frau W.**

»Frau W. ist vor ihrer Rente immer um 5:00 Uhr früh aufgestanden. Um 6:00 Uhr begann ihre Arbeit in einer Bekleidungsfabrik. Als sie in Rente ging, nahm sie sich vor, nicht mehr so früh aufzustehen.
Als ihr Mann noch lebte, hat sie immer morgens schwarzen Tee und abends eine Flasche Bier getrunken. Auch heute trinkt Frau W. morgens immer noch schwarzen Tee und zum Abendessen nach wie vor Bier.
Frau W. isst keinen Fisch, da sie als Kind eine Fischvergiftung hatte und fast daran gestorben wäre.
Frau W. war es gewohnt, nur einmal die Woche eine gründliche Körperwäsche durchzuführen. Auch heute reagiert sie unwirsch, wenn sie mehrfach pro Woche (bei Bedarf) gewaschen werden soll. Ihre Handtasche und ihr Schal sind ihr sehr wichtig.«
Frau W. hat sehr guten Kontakt zu ihren Kindern Christine und Uli.

Die Frage nach der Selbstbestimmung und Biografie findet sich auch in den Bereichen Ruhen und Schlafen, Essen und Trinken und Körperpflege wieder. In der folgenden tagesstrukturierten Maßnahmenplanung bzw. Pflegeplanung (▶ Tab. 12) werden beispielhaft einige Punkte aufgeführt.

---

[23] Ebd.

Tab. 12: Beispielhafter tagesstrukturierender Maßnahmenplan (stationär)

Name: Frau W. geb. 25.10.1932 Blatt Nr. 1

Erstellt am:	Evaluation am: Von: HZ:	Evaluation am: Von HZ:	Evaluation am: Von: (HZ)

Individuelle Wünsche, Besonderheiten und Notwendigkeiten:
Grundsätzlich: möchte nicht zu früh aufstehen
Hilfsmittel: Einlagen, Zahnprothesen, Rollator, Niedrigbett

Uhrzeit	Maßnahmen	Wichtig
Tagdienst		
Ab 08:00 Uhr	Die Zeitliche, räumliche Orientierung als auch das Erkennen von Personen ist ohne nennenswerte Beeinträchtigung vorhanden Beim Aufstehen helfen und ins Bad führen, geht dann auf die Toilette. Ihr Wunsch ist es auf der Toilette alleine zu sein. Ruft wenn sie fertig ist. Je nach AZ lässt sie sich motivieren sich zu Waschen: Fr. W. ist nach wie vor der Meinung, dass zu viel Waschen der Haut schadet Benötigt Hilfe beim Aus-/Ankleiden. Bekleidung wird mit Fr. W. im Vorfeld gerichtet. Waschutensilien richten und Fr. W reichen. Wäscht sich ihren vorderen Oberkörper selbst. Restliche Körperpflege wird von PK übernommen. Danach mit Körperlotion »frei-Öl« einreiben (bringen Angehörige mit) und Parfüm auftragen. Fr. W. beim Anziehen und Einlage einlegen behilflich sein. Zahnprothesen werden von PK gereinigt, mit Haftcreme versehen und eingesetzt. Mundspülung nimmt Fr. W. selbst vor. Haare werden durch PK gekämmt und mit Haarspray versehen. Schal anlegen und darauf achten, dass sie ihre Handtasche immer in ihrer Nähe hat. Fr. W geht mit ihrem Rollator sicher in den Speisesaal und kann Positionswechsel im Liegen und Sitzen selbst vornehmen. Bewegungsübungen bei der Pflege durchführen und auf den Hautzustand achten. Fr. W. kann ihre Wünsche und Bedürfnisse äußern. Duschen 1x wöchentlich mit Haar- und Nagelpflege, Gewichtskontrolle 1 x monatlich; Friseur und Fußpflege kommt alle 4–6 Wochen ins Haus.	Handtasche und Schal oder Tuch

5

08:35	Medikamentengabe nach ärztlicher Verordnung.	
08:30	In den Speisesaal zum Frühstück bringen. Frühstück servieren isst gerne 1 Brötchen mit Butter und Marmelade, trinkt eine Kanne schwarzen Tee und (besteht immer auf ihre gleiche Tasse mit Junikäfern hat diese doppelt), danach isst sie meist noch einen Joghurt. (trinkt gerne über den Tag verteilt Tee, Wasser, Schorle). Kann sich mit Rollator sicher fortbewegen. Bleibt noch im Speisesaal und unterhält sich mit ihren Tischnachbarinnen oder mit dem Personal.	
10:00	Toilettentraining: Fr. W. spürt Harn- und Stuhldrang und teilt ihr Bedürfnis mit. Holt sich Hilfe wenn nötig zum Einlagenwechsel und Intimpflege.	
10:15	Über Aktivitäten und Veranstaltungen informieren. Fr. W. entscheidet selbst über Teilnahme. Geht zu ihren gewünschten Aktivitäten mit ihrem Rollator selbständig. Sie geht gern zur Sportgruppe, zum Gedächtnistraining, in die Singstunde, Zeitungsrunde, zum evangelischen und auch zu den katholischen Gottesdiensten. Am Dienstag nimmt sie immer an der Hundetherapie teil freut sich die ganze Woche darauf. Zum Basteln und zur Kochgruppe geht sie nicht weil ihr das nicht liegt.	
11:45	Medikamentengabe nach ärztlicher Verordnung.	
11:45	Geht nach den Aktivitäten selbstständig in den Speisesaal. Essen servieren, eine Flasche Wasser bereitstellen schenkt dies selbst ein. Fr. W. isst gerne Suppe, mag nur sehr weiches Fleisch.	Isst keinen Fisch
12:30	Geht mit Rollator selbst ins Zimmer und in die Nasszelle zum Toilettengang, holt sie Hilfe für ggf. Wechseln der Einlagen mit Intimpflege. Danach ins Bett helfen und mit leichter Decke zudecken. Kopfteil vom Bett etwas nach oben stellen.	
Spätdienst		
14:30	Fr. W. meldet sich, wenn sie aufstehen möchte. Geht danach mit Rollator in die Toilette ggf. helfen beim Einlagewechseln. Geht selbst in den Speisesaal trinkt schwarzen Tee in ihrer Tasse und isst dazu Kuchen/Gebäck. Bleibt noch etwas sitzen bei ihrer Tischnachbarin.	

	Über gewünschten Aktivitäten und Veranstaltungen informieren (Gedächtnistraining, Gymnastik, Spiele oder Spaziergänge im Garten). Donnerstag geht sie mit Begleitung in den Pfarrsaal der Gemeinde zum Seniorennachmittag.	
Ab 16:30	Tochter kommt meist am Montag und Samstag, Sohn meist Dienstag und Donnerstag. Sie gehen mit Fr. W. spazieren oder unterhalten sich. Sonst pflegt Fr. W. telefonischen Kontakt zu den Kindern, hört meist zu und freut sich über den Kontakt. Einmal im Monat mittwochs holt sie ihre Freundin zum Abendessen in der Stadt ab.	
	Toilettentraining	
Ab 17:30	Medikamentengabe nach ärztlicher Verordnung.	
	Zum Abendessen in den Speisesaal bringen. Essen servieren, zum Trinken eine Flasche Bier bereitstellen (bringt Sohn mit). Fr. W. möchte nach dem Essen ins Zimmer gebracht werden. Schaut TV, bis sie ins Bett geht.	Möchte Nachrichten sehen.
21:00	Wird von Nachtwache ins Bett gebracht. In die Nasszelle bringen. Geht selbst auf die Toilette. Fr. W. meldet sich, wenn sie fertig ist. Danach beim Ausziehen und kleiner Grundpflege helfen. Mundspülung macht Fr. W. selbst Zahnprothesenpflege wird von PK gemacht. Prothesen über Nacht in den Becher legen. Auf Hautzustand achten und Bewegungsübungen durchführen. Legt Wert darauf ihre Handtasche im Nachtkästchen zu haben. Sie kann selbst Positionswechsel im Liegen und Sitzen vornehmen. Auf den Nachtkästchen ein Glas Wasser bereitstellen	
Ab 22:00	Kontrollgänge, Glocke bereitlegen. Fr. W. läutet, wenn sie auf den Nachtstuhl muss, ggf. Wechseln der Einlage und Intimpflege. Fr. W. möchte nicht gestört werden wenn sie schläft.	

5

Tab. 13: Beispielhafte Pflegeplanung

	Problem	Ressourcen	Ziel	Maßnahme
Ruhen und schlafen	Kein Problem vorhanden	Möchte am Morgen lange schlafen, steht nicht vor 8:30 Uhr auf Meldet sich selbst, wenn sie früher aufstehen möchte	Die Zeiten werden weiterhin eingehalten	Bewohner erst ab 8:30 Uhr wecken
Essen und trinken	Kann selbst nicht mehr essen und trinken/ richten	Zum Frühstück möchte sie immer schwarzen Tee und 2 Butterbrote Mag keinen Fisch Trinkt zum Abendessen immer ein Glas Bier	Ihre Gewohnheiten werden weiter beachtet	Frühstück richten und eine Kanne schwarzen Tee bereitstellen, 2 Butterbrote streichen und in der Mitte durchschneiden Zum Abendessen 1 Glas Bier bereitstellen
Körperpflege	Vergisst oft, sich zu waschen	Weigert sich oft	Körpergeruch ist weiterhin vermieden	Frau W. motivieren, sich waschen zu lassen. Wenn das nicht gleich gelingt in ca. 30 Minuten nochmal probieren

5.2 Einbeziehung der Angehörigen

Überlegen Sie sich beim Schreiben der Pflegeplanung bzw. des tagesstrukturierten Maßnahmenplans, inwieweit die Angehörigen oder andere Bezugspersonen bei an Demenz erkrankten Bewohnern involviert werden. Dies wirkt sich zum Beispiel in der Pflegeplanung aus (▶ Tab. 14).

Tab. 14: Pflegeplanung mit Einbeziehung der Angehörigen

	Problem	Ressourcen	Ziel	Maßnahme
Bewegen	Geht selbst nur kurze Strecken mit Rollator, ist unsicher und ängstlich	Geht mit Tochter täglich am Nachmittag im Park spazieren Fühlt sich sicher, wenn Tochter mit ihr spazieren geht	Geht weiterhin gern mit Tochter im Park spazieren Unsicherheit und Angst ist vermieden	Bewohner um 15:30 Uhr je nach Witterung ankleiden, wird tägl. von Tochter zum Spaziergang abgeholt
Essen und trinken	Vergisst zu essen und trinken, benötigt Hilfe aufgrund der Demenzerkrankung	Wartet am Nachmittag auf Tochter, die täglich zum Kaffeetrinken kommt Kann unter Anleitung allein essen und trinken	Kann weiterhin mit Hilfe selbstständig essen und trinken	Kaffee und Kuchen bereitstellen. Tochter unterstützt Mutter beim Essen und Trinken

5

5.3   Warum die Biografiearbeit so wichtig ist

Jeder Mensch ist geprägt durch sein Leben, seine Vorlieben und seinen Tagesrhythmus. Vorausgesetzt, Sie wissen, dass eine versorgte Person früher eine feste Tagesstruktur hatte, die ihr Halt und Sicherheit gab. Auch wenn es nur in Ansätzen möglich ist, diese Struktur beizubehalten, so ist doch jede kleine Möglichkeit, etwa die abendlichen Nachrichten, ein beruhigender und stabilisierender Faktor.

Gemeinsam mit dem Bewohner und/oder seinen Angehörigen können Sie viele Facetten des früheren Lebens zusammentragen. Vielleicht haben Sie sogar die Gelegenheit, die Wohnung des Bewohners kennen zu lernen, bevor er in Ihre Einrichtung zieht. Dann können Sie anhand der Bilder an den Wänden, anhand der Bücher im Schrank (oder deren Fehlen) und vieler weiterer Dinge vieles aus dem Leben des Menschen erkennen – sogar, ohne ihn »ausfragen« zu müssen.

Sicherlich verfügen Sie in Ihrer Einrichtung über einen sogenannten Biografie-Erhebungsbogen, nach dem Sie alle vorgehen.

Dann erhalten Sie solche Aussagen:

- War in jungen Jahren bei einer Familie mit vier Kindern im Haushalt beschäftigt.
- War 30 Jahre im Gesangsverein.
- Hatte einen großen Garten mit Gemüse und Obstbäume.
- War 20 Jahre Gymnastiklehrerin.
- Hat immer die Tageszeitung zum Frühstück gelesen.
- Gab über 20 Jahre Yoga-Kurse.
- Arbeitete über 30 Jahre in einer Schreinerei.
- War schon immer Fußballfan.
- Hatte einen Bauernhof mit Schweinezucht.
- Arbeitete früher im Schichtdienst in der Fabrik.
- Ist seit ihrer Kindheit Blind und hört gern Hörbücher.

Wenn Sie wissen, dass eine Frau früher als Haushälterin gearbeitet hat, dann schicken Sie sie sicher in die Kochgruppe, nicht wahr? Wenn Sie aber weiterhin wissen, dass die Frau am liebsten gesungen hat und froh ist, die Hausarbeit ein für alle Mal los zu sein, werden Sie sich das mit der Kochgruppe wohl noch einmal überlegen und eher musikalische Angebote machen.

Die Erhebung der Biografie ist das eine. Das ist – dank der vielen Bögen, die es inzwischen gibt – nicht weiter schwer. Viel wichtiger ist es jedoch, einmal danach zu fragen, ob die Arbeit denn Spaß machte oder ob es vielleicht einen unerfüllten Lebenstraum gibt.

Es kann durchaus sein, dass der frühere Beamte gern seinen regelmäßigen Tagesablauf hat. Aber genauso ist es möglich, dass er eigentlich immer Bauer sein wollte und deshalb jetzt am liebsten draußen ist und sich um die Hühner kümmert.

Fazit ▸ Der Lebenskontext zählt

Es geht nicht nur darum, die Biografie zu erheben, sondern sie in den Lebenskontext des Menschen zu stellen. Erst dann werden Sie wissen, welche Art der Sozialen Betreuung und Alltagsgestaltung für diesen ganz individuellen Menschen in Frage kommt.

6 Formulierungshilfen bei Defiziten, Ressourcen, Zielen und Maßnahmen

Sie wissen, dass Sie in der Pflegeplanung, im Maßnahmenplan oder der Tagesstruktur alle wichtigen Informationen eintragen müssen. Leider fehlt Ihnen oft einfach die Zeit, schnell und eindeutig zu formulieren. Die folgenden Formulierungshilfen sollen Ihnen daher als Impulse für eigene, individuell an den Bewohner angepasste Formulierungen dienen.

Die häufigsten Ursachen für Probleme bei versorgten Personen:
- (Alzheimer-)Demenz,
- Eingeschränktes Hören oder Sehen,
- Depression,
- Schmerzen,
- Parkinson,
- Schlaganfall.

Jede Pflegeplanung teilt sich in die Bereiche Probleme, Ressourcen, Ziele und Maßnahmen und genau so gehe ich im Folgenden vor, um Ihnen beispielhafte Formulierungen zu geben.

6.1   Formulierungshilfen bei Defiziten/ Problemen

- Herr B. kann seinen Tagesablauf nicht selbstständig gestalten. Das zeigt sich in Form von Unruhe, Herumlaufen und durch Fragen (»Was soll ich tun?«).
- Frau B. kann wichtige Tätigkeiten nicht mehr ausführen. Das zeigt sich z. B. darin, dass sie vor der Küche steht und kochen möchte, aber nicht weiß, was sie machen soll.
- Frau U. kann nicht konzentriert bei einer Aufgabe bleiben. Das äußert sich in Form von Unruhe, Aufstehen und Herumlaufen.
- Herr W. kann Kontakte zu Gruppen und Vereinen nicht mehr aufrechterhalten. Das äußert sich darin, dass er z. B. die Mitglieder nicht mehr erkennt oder den Weg nicht mehr findet.
- Frau O. kann wichtige Tätigkeiten nicht mehr ausführen. Das zeigt sich z. B. darin, dass sie versucht, die Tische abzuräumen und dabei schnell überfordert ist.
- Frau E. kann wegen ihrer Erblindung nicht mehr lesen. Das zeigt sich darin, dass sie sich immer mehr zurückzieht und von sich aus keinen Kontakt mehr sucht.
- Herr K. kann wegen einer Hemiplegie rechts seine früheren Interessen wie Gartenarbeit, Angeln, Handwerken nicht mehr ausüben. Er kann nur mit Hilfe in den Garten gelangen. Das macht ihn traurig und wütend.
- Frau U. fühlt sich nach Hemiplegie rechts überflüssig, da sie wichtige Tätigkeiten nicht mehr selbst ausführen kann. Zu beobachten ist, dass sie oft unzufrieden ist und es ihr nicht schnell genug gehen kann.
- Bei Herrn E. sind Depressionen bekannt. Er fühlt sich müde, überflüssig und antriebslos. Er kann sich nicht dazu aufraffen, wichtige Tätigkeiten auszuüben. Er zieht sich immer mehr zurück und möchte nicht mehr an Angeboten teilnehmen.

6.2   Formulierungshilfen bei den Ressourcen

- Am Samstag hört Herr B. gern im Radio Hörspiele.
- Frau Z. liest zum Frühstück immer die Tageszeitung.

- Frau A. geht gern am Vormittag zu Angeboten wie ...
- Beim Vorlesen der Zeitung oder eines Buches ist Frau U. ruhig und hört gern zu.
- Herr C. geht gern zum Gedächtnistraining.
- Frau F. telefoniert täglich um ca. 17:00 Uhr mit ihrer Tochter.
- Frau B. geht zum Gedächtnistraining, möchte an anderen Beschäftigungsmaßnahmen nicht teilnehmen.
- Herr M. geht mit Angehörigen (Tochter) freitagnachmittags immer ins Café.
- Die Tochter von Frau N. kommt täglich nachmittags zu Besuch/zum Kaffeetrinken und zur Unterhaltung.
- Frau P. trifft sich täglich um 14:00 Uhr mit der Zimmernachbarin zum gemeinsamen Spaziergang.
- Frau S. fährt mit dem Bus regelmäßig zum Bummeln in die Stadt.
- Frau T. geht jede zweite Woche dienstags mit Begleitung zum Seniorennachmittag in der Gemeinde.
- Herr Z. beschäftigt sich gern mit Lesen, Radiohören oder Kreuzworträtseln.
- Herr A. möchte an keinen Angeboten/Aktivitäten teilnehmen; lässt sich auch nicht motivieren.
- Herr H. nimmt am Beschäftigungsangebot nicht teil, ist es gewohnt fernzusehen.

6.3 Formulierungshilfen bei Ressourcen von Menschen mit Demenz

- Herr M. kann sich für kurze Zeit aufs Beschäftigungsangebot konzentrieren. Steht aber oft unvermittelt auf, geht umher und kehrt nach kurzer Zeit wieder zurück.
- Frau I. hilft beim Abräumen des Geschirrs mit oder legt die Wäsche zusammen.
- Frau K. nimmt montags und donnerstags am Singnachmittag teil. Singt gerne bekannte Volkslieder.
- Herr F. betet mehrmals am Tag das Vaterunser. Zeigt Freude am gemeinsamen Gebet.

- Frau U. nimmt einmal in der Woche am Gottesdienst teil. Ist es gewohnt, am Sonntag den Gottesdienst im Fernseher anzuschauen.
- Herr B. kann mit Hilfe Gartenarbeit im Hochbeet durchführen (nur im Frühling/Sommer). Liebt Gartenarbeit.

6.4   Formulierungshilfen bei Ressourcen von immobilen Bewohnern

- Frau A. reagiert auf basale Stimulation® mit Entspannung oder …
- Frau B. verschließt bei der Mundpflege nicht krampfhaft ihren Mund, wenn die Mundpflege mit Bier oder Marmelade durchgeführt wird bzw. die Lippen befeuchtet werden.
- Herr H. reagiert auf Aromatherapie und Entspannungsmusik durch Entspannung des Körpers.
- Frau M. reagiert auf ruhige Ansprache, öffnet/schließt dann die Augen.
- Frau N. reagiert auf Tiere, streichelt mit der rechten Hand den Hasen Leo.
- Herr K. möchte auf die Seite des Fensters mobilisiert werden, um hinausschauen zu können.
- Frau P. reagiert beim Vorlesen bekannter Geschichten durch Wenden des Kopfes und Lächeln.
- Frau O. öffnet die Augen, wenn sie bekannte Stimmen und Lieder hört.
- Herr C. reagiert auf Fußmassage durch …
- Herr H. reagiert bei Ansprache mit Stöhnen/Ächzen.
- Frau K. entspannt bei der Handmassage Gesicht und Körper.

6.5   Formulierungshilfen für Ziele

- Frau K. hat keine Berührungsängste gegenüber Bewohnern oder Pflegekräften; nimmt passiv oder durch kleine Aktivitäten an Gruppenangeboten teil.
- Herr M. kann sich mit Hilfestellung fortbewegen.
- Bei Herrn O. sind vorhandene Fähigkeiten erhalten und gefördert.
- Frau P. äußert Freude an Beschäftigung und Aktivitäten.
- Herr R. nimmt an Beschäftigungsangeboten teil.

- Herr U. hat Hobbys und pflegt sie.
- Frau K. hat Kontakte zu Mitbewohnern/Angehörigen/Bekannten.
- Herr M. beschäftigt sich seinen Fähigkeiten entsprechend.
- Frau B. ist mit dem Tagesablauf zufrieden.
- Herr C. erlebt den Tagesablauf als sinnvoll.
- Frau D. sieht neue Beschäftigungsmöglichkeiten
- Frau E. hat ein Erfolgs-/Gemeinschaftserlebnis.
- Frau F. zeigt Zufriedenheit und Wohlbefinden.
- Herr G. nimmt mit Hilfsmitteln (Rollstuhl) an Einkäufen/Spaziergängen außerhalb der Einrichtung teil.
- Frau H. ist entscheidungsfreudig.
- Herr K. fühlt sich in der Gruppe wohl.
- Frau M. fühlt sich in der Selbstständigkeit nicht eingeschränkt.
- Herr N. verhält sich anderen gegenüber angemessen.
- Bei Frau U. sind die Kontakte nach außen gesichert.
- Die Kommunikation zwischen Frau S. und anderen ist gefördert.

6

6.6 Formulierungshilfen für Maßnahmen bei Menschen mit Demenz

- Tageszeitung zum Frühstück reichen.
- Begrüßen und Verabschieden immer mit den gleichen Worten.
- Tägliche Information über Angebote zu Aktivitäten.
- Informationen über Feste und Ausflüge.
- Angehörige darauf aufmerksam machen, den Bewohner am Arm zu berühren, wenn sie mit ihm sprechen.
- Freitag um 18:00 Uhr zum Dämmerschoppen begleiten.
- Zum Ausgehen mit den Angehörigen fertig machen.
- Information an Angehörige (Tochter/Betreuer) über aktuelle Befindlichkeit.
- Kontakte zu anderen Bewohnern fördern, z. B. beim gemeinsamen Singen.
- Begleitung zu Aktivitäten bzw. Beschäftigungsangebot.
- Kontakte zu Angehörigen, Bekannten fördern.
- Fotoalbum bereitlegen.

- Gewohnheiten und Bedürfnisse ermitteln.
- Hilfsmittel zur Bewältigung von Einschränkungen bereitstellen.
- Auf frühere Hobbys eingehen (soweit möglich).
- Begleitung bei Spaziergängen.
- Kontakt zu Behörden vermitteln/begleiten.
- Kontakte zu Selbsthilfegruppen, Beratungsstellen vermitteln/begleiten.
- Wohnbereichsbezogene Aufgaben.
- Motivieren zum Post holen.
- Anleiten zum Zeitung austeilen.
- Anleiten zum Abräumen des Tisches.
- Eimer und Wischlappen zum Reinigen der Tische zur Verfügung stellen.
- Tischdecke zur Verfügung stellen.
- Anleiten zum Einräumen der Spülmaschine.
- Täglich Gießkanne mit Wasser zum Gießen des Hochbeets bereitstellen und Bewohner.
- Zur täglichen Gymnastik begleiten.
- Auf Anzeichen einer Überforderung achten.

6.7 Formulierungshilfen für Maßnahmen bei immobilen Bewohnern

- Einzeltherapie, z. B. morgens und nachmittags ca. 10 Minuten (Was wird gemacht?)
- Basale Stimulation®
- Aromatherapie
- Vorlesen
- Musik anbieten, z. B. Volksmusik
- Musikinstrumente bereitstellen oder zusammen spielen
- Zur Singstunde bringen
- Mit Tastbrett arbeiten
- Massagen, z. B. Igelball, Handmassagen
- Bewegungsübungen (Was wird gemacht?)

6.8 Formulierungen für die Maßnahmenplanung/Tagesstruktur – Themenfelder der SIS® und BI-Module

6.8.1 SIS® Themenfeld 5 »Leben in sozialen Beziehungen« und BI-Modul 6

Ruhen und Schlafen
- Mehrere Ruhepausen über den Tag verteilt anbieten.
- Zum Mittagsschlaf ins Bett bringen und mit einer leichten Wolldecke zudecken.
- Zum Mittagsschlaf in den Ruhesessel bringen/transferieren.
- Zum Mittagsschlaf ins Bett legen oder im Sessel ruhen lassen.
- Zudecken mit einer leichten Decke.
- Abends die Rollos herunterlassen.
- Entspannungstechniken anbieten wie....
- Einschlafritual ... Uhr beachten.
- Erst um 21: 00 Uhr ins Zimmer gehen und Bewohner bettfertig machen
- Schaut bis 21:30 Uhr TV, danach bettfertig machen

Sich beschäftigen
- Bewohner motivieren an Alltagsaktivitäten teilzunehmen z. B. Backgruppe.
- Anbieten von Spielen das Gedächtnis und die Konzentration fördern.
- Bestellen des Taxis zum Besuch der Selbsthilfegruppe.
- Über Aktivitäten und Veranstaltungen informieren auf Wunsch bringen.
- Bewohner zum Sitztanz bringen.
- Bewohner nimmt an der Hockergymnastik teil.
- Über Aktivitäten im Haus informieren, ggf. hinbringen (nimmt gern an Gymnastik teil).
- Täglich am Nachmittag einen Spaziergang anbieten.
- Geht selbstständig spazieren (Runde ums Haus).
- Ehefrau/Ehemann kommt jeden Tag zum Spaziergang (nach Wetterlage) oder Unterhaltung.

6

- Ehemann kommt täglich um 15:00 Uhr und geht mit seiner Frau nach dem Kaffeetrinken in den Garten zum Spaziergang.
- Spiele bereitlegen spielt täglich mit ihrer Tischnachbarin Mühle oder Dame

Interaktion mit Personen im direkten Kontakt/außerhalb des direkten Umfeldes

- Wir stellen ggf. Entscheidungsfragen, die mit »ja« oder mit »nein« beantwortet werden können.
- Computer/tablet zur Kommunikation bereitstellen.
- Buchstabentafel zur Kommunikation bereitstellen.
- Telefoniert täglich mit der/dem ... ca. um ... Uhr (Hilfestellung beim Nummer wählen geben).
- Benötigt Hilfe beim Skypen mit Enkelkindern (samstags 20:00 Uhr Verbindung herstellen).
- Tastentelefon bereitlegen und evtl. Hilfe beim Telefonnummer wählen.
- Kontaktpflege zu Personen außerhalb des direkten Umfelds.
- Für den Bewohner den PC einschalten und Mailprogramm öffnen, bei Bedarf Unterstützung beim Schreiben.
- Hilfe beim Lesen und Beantworten von Briefen (bekommt wöchentlich Post).
- Bewohner immer mittwochs um 15:00 Uhr ausgehfertig anziehen wird von Freundin abgeholt, gehen zusammen in die Stadt.

6.8.2 SIS® Themenfeld 6 »Haushaltsführung/Wohnen/ Häuslichkeit« und BI-Modul 8

Wohnen/Häuslichkeit – stationär

- Benötigt Hilfe beim Zimmer aufräumen.
- Benötigt Hilfe beim Abstauben.
- Übernahme der Blumenversorgung oder gießen, immer am ...
- Zusammen die frische Wäsche in den Schrank einräumen.
- Zusammen mit Bewohner Tisch eindecken.

7 Beispiele und Formulierungshilfen »Soziale Betreuung und Alltagsgestaltung«

Was auch immer Sie in Ihrer Einrichtung anbieten, wichtig ist, dass Sie die Biografie und die Ressourcen der Ihnen anvertrauten Menschen berücksichtigen. Außerdem ist wichtig, dass Sie beschreiben, was genau Sie machen (z. B. Ballspielen) und wie sich die versorgten Personen danach geäußert oder sich dabei gefühlt haben. Dies ist auch wichtig bei der Einzelbetreuung (z. B. »mit Tastbrett gearbeitet – Frau A hat sich dabei rege beteiligt.«)

7.1 Kreatives Gestalten

Handarbeiten, Werken, Malen und Basteln sind ausgezeichnete Möglichkeiten, verborgene bzw. noch vorhandene Kräfte zu mobilisieren, zu fördern und zu stärken. Hierunter fallen auch alle Aktivierungen, die biografisch mit dem erlernten Beruf oder einem Hobby zu tun haben, wie Nähen, Häkeln, Stricken, Bilder aufhängen, Gegenstände reparieren oder Holzarbeiten.

Tab. 15: Gruppenangebote

Angebot	Beispielhafte Formulierungen
Zusammen mit einer Floristin werden Türkränze aus Naturmaterialien hergestellt und dekoriert. Anschließend wird über die gelungenen Kränze gesprochen	Alle freuen sich auf die überraschten Gesichter ihrer Nachbarn, wenn sie die Kränze aufhängen.
Gemeinsam mit der Malgruppe werden Bilder für den Flurbereich gestaltet. Es entstehen einzigartige Kunstwerke.	Einige regen an, die Kunstwerke auf einer Ausstellung zu zeigen und zu verkaufen. Mit dem Geld soll der örtliche Kindergarten unterstützt werden.

Angebot	Beispielhafte Formulierungen
Valentinsherzen basteln	Alle freuen sich schon, auf die überraschten Gesichter am Valentinstag
Nähgruppe näht für die Faschingsfeier Haarbänder, anlässlich des Mottos »50er Jahre«.	Frau A. regt an, eine Party im Stil der 50er Jahre zu veranstalten. Allgemeine Begeisterung.
	Herr F. fühlt sich in der Gruppe nicht wohl, möchte nicht mehr teilnehmen. Sagt, dass er lieber »richtig was reparieren möchte«. Betreuungskraft spricht mit Hausmeister.
Holzzaun im Garten anstreichen	Mit viel Elan und Gelächter wurde der Holzzaun im Garten angemalt. Alle waren ganz verzückt über die Veränderung des Gartenzauns.

Tab. 16: Einzelangebote

Angebot	Beispielhafte Formulierungen
Mandalas ausmalen und sich dabei unterhalten.	Frau S. freute sich über das Ergebnis.
Mit Unterstützung ein Bild fürs eigene Zimmer malen	Herr Z. hat es gleich vom Hausmeister aufhängen lassen.
Kissenbezug (mit Unterstützung) nähen.	Frau M. war begeistert von dem fertigen Kissen.
Socken für die Tombola stricken	Frau W. freut sich sehr über die anerkennenden Worte der anderen.
Mit dem Hausmeister im Garten einen Weidenzaun flechten.	Herr K. ist sehr stolz auf seine Leistung.
Vogelhaus bauen.	Herr X. baut ein Vogelhaus, ist sehr stolz auf seine Leistung. Hat danach gleich zwei neue Aufträge bekommen.
Krippe aufbauen, die jeder sehen darf	Jeder bewunderter die Krippe. Herr K. freut sich sehr über die Anerkennung.

7.2 Gartenarbeit

Zur Gartenarbeit zählen natürlich Unkraut jäten, pflanzen und ernten. Da Menschen mit Demenz oft zeitlich desorientiert sind, ist Gartenarbeit eine gute Möglichkeit, um die Jahreszeiten aktiv zu erfahren und mitzuerleben. Dies fördert nicht nur die zeitliche Orientierung, sondern auch den Kontakt zu anderen Menschen.

Tab. 17: Gruppenangebote

Angebot	Beispielhafte Formulierungen
Zusammen mit anderen Bewohnern werden die Blumenkästen auf der Terrasse neu bepflanzt. Anschließend über verschiedene Blumensorten sprechen.	Frau A. beteiligte sich rege an der Arbeit und sprach über ihren eigenen Garten.
Unkraut gezupft im Hochbeet und Karotten angesät.	Alle sind sehr gespannt, ob die Möhren wachsen.
Kräuter sammeln für den Brotaufstrich.	Alle freuen sich auf frisches Brot mit Kräutern.
Blumen und Gemüse mit Gießkannen und Gartenschlauch wässern.	Die Arbeit hat allen viel Spaß gemacht.
Im Hochbeet Salat anpflanzen und über Salat und Schnecken sprechen.	Frau W. erzählt von ihrem Gemüsegarten, als die Schnecken eingefallen sind. Alle haben gelacht und freuen sich auf den frischen Salat.
Im Garten die Kirschen pflücken, entkernen und einen frischen Kuchen backen.	Alle sind auf den Nachmittagskaffee mit frischem Kirschkuchen gespannt.
Im Garten gemeinsam mit den Kindergartenkindern ein Feuer entzünden und Kartoffeln backen.	Alle sind begeistert und zufrieden.
Gemeinsam die Gartenwege von Laub befreien	Alle sind mit ihrer Arbeit zufrieden.

7

Tab. 18: Einzelangebote

Angebot	Beispielhafte Formulierungen
Unter Anleitung Blumengießen und über die verschiedenen Blumensorten sprechen.	Frau B. freut sich, dass sie ihr Wissen weitergeben kann.
Blumenstrauß im Garten pflücken.	Herr C. freut sich über die schönen Blumen auf dem Esstisch.
Zimmerpflanzen gemeinsam pflegen und gießen.	Frau S. ist mit ihrer Arbeit sehr zufrieden.
Gemeinsam mit dem Hausmeister den Gartenzaun streichen.	Nach erledigter Arbeit sagte Herr W.: »Jetzt habe ich mir ein Bier verdient!«
Schnittlauch fürs Abendbrot geschnitten.	Frau D. freut sich auf ein Butterbrot mit Schnittlauch.
Tomaten pflücken und gemeinsam klein schneiden.	Frau P. sagt: »Diese Tomaten schmecken besonders gut!«
An frischen Blumen riechen lassen.	Frau Z. hat die Augen geöffnet und die Blumen in die Hand genommen. Blumen wurden auf den Tisch gestellt, sodass sie vom Bett aus zu sehen sind.

7.3   Lesen, Schreiben und Unterhaltung

Das Auseinandersetzen mit den aktuellen Inhalten von Zeitungen, Büchern und Zeitschriften fördert und trainiert die Kommunikation. Es stärkt auch das Gefühl der versorgten Personen, noch am gesellschaftlichen und politischen Leben teilhaben zu können. Auch das Schreiben von Briefen ist eine wichtige Kommunikationsart.

Tab. 19: Gruppenangebote

Angebote	Beispielhafte Formulierungen
10-Minuten-Aktivität: Aus der Tageszeitung vorlesen und über lokale Ereignisse sprechen.	Erinnerungen an vergangene Zeiten wurden geweckt, welche erneut für Gesprächsstoff sorgten.
Über jahreszeitliche Bräuche sprechen.	Frau R. erzählte viel von Weihnachtsbräuchen aus Schlesien.
Gemeinsam Kreuzworträtsel lösen.	Die Gruppe hatte viel Spaß am gemeinsamen Raten.
Über ein Buch diskutieren, einige Passagen vorlesen.	Moby Dick wurde gelesen (Auszüge), die meisten in der Gruppe beteiligten sich rege.
Selbst gebastelte Karten beschreiben und zum Briefkasten bringen.	Jeder freut sich schon auf eine Nachricht.

7

Tab. 20: Einzelangebote

Angebot	Beispielhafte Formulierungen
Aus der Zeitung vorlesen und anschließend »diskutieren«.	Herr M. hörte beim Vorlesen aus der Tageszeitung sehr aufmerksam zu und zeigte durch gezielte Fragen Interesse.
Eine Geschichte, passend zur Jahreszeit, vorlesen.	Herr E. hat den ganzen Morgen gelesen und sich anschließend mit anderen Bewohnern unterhalten. Er war sehr entspannt und machte einen zufriedenen Eindruck.
Eine Zeitung gemeinsam anschauen.	Mit Frau T. Zeitung angesehen und vorgelesen. Sie sah die Bilder sehr aufmerksam an.
Gemeinsam einen Brief schreiben und zum Postkasten bringen.	Mit Frau Ä. einen Brief an die Tochter geschrieben. Sie freut sich, dass sie dies so gut hinbekommen hat und möchte den Brief mit Begleitung selbst zum Briefkasten bringen.

7.4   Gedächtnistraining

Durch gezieltes Gedächtnistraining ist es möglich, die Merkfähigkeit zu verbessern und die Konzentrationsfähigkeit zu steigern. Gedächtnis, Wahrnehmung, Reaktion und Koordination sind Funktionen, die im alltäglichen Leben benötigt werden. Wenn Menschen diese kognitiven Funktionen nicht laufend trainieren, können sie verloren gehen. Die versorgten Personen sollen beim Gedächtnistraining Spaß haben, aber dabei nicht überfordert werden. Die Einbeziehung der individuellen Biografien kann von Vorteil sein. Doch Sie müssen dabei sehr behutsam vorgehen!

»Das Ergänzen von Sprichwörtern und Lebensweisheiten erfreut sich großer Beliebtheit in der Betreuung; auch in manchen Ansätzen zur Kommunikation spielt das Bestätigen durch eine Lebensweisheit eine wichtige Rolle. Vorliegende Studie zeigt auf, dass man damit den Personen keinen Gefallen tut: es entwickelt sich häufig eine – empfundene – Testsituation anhand von Sprichwörtern, die man oft gar nicht so kennt und die – ohne adäquate situative oder lebensgeschichtliche Einbettung – eher befremdlich wirken.«[24]

Tab. 21: Gruppenangebote

Angebot	Beispielhafte Formulierungen
Gedächtnistrainings mit Landschaftsbildern.	Haben uns dabei gut unterhalten.
Tierlotto spielen und sich dabei über die Lebensräume der verschiedenen Tiere unterhalten.	Alle hatten viel Spaß dabei.
Erinnerungsarbeit an frühere Haustiere.	Viele Teilnehmer hatten Haustiere und können darüber erzählen. Dabei tauchen alte Erinnerungen von längst vergessenen Tiergeschichten in der Kindheit auf.
Gedächtnistraining mit alten Schlagern aus den 50er-Jahren.	Es wurde eifrig mit geraten und zum Teil gesungen.

---

[24] Dialog- und Transferzentrum Demenz (2012). Newsletter und Forschungsmonitoring 2/2012. Witten/Herdecke, S. 12

Angebot	Beispielhafte Formulierungen
Über Mode von früher sprechen.	Einige Bewohner können Kleidung von früher mitbringen und von kleineren »Modesünden« oder Erfolgen erzählen.
Vorlesen aus der Zeitung.	Es wurde interessiert dem Vorlesen aus der Zeitung gelauscht. Anschließend wurden einfache Rechenaufgaben gestellt, welche mit Eifer gelöst werden konnten.
Tast- und Geruchssinn mit verschiedenen Tastgegenständen und Gewürzen getestet.	Bis auf zwei Gewürze (Thymian und Koreander) wurden alle erkannt. Anschließend wurde noch lange über die beiden nicht erkannten Gewürze gesprochen.
Pantomime vorführten. Wer diese erraten hat, darf die nächste vorspielen	Alle hatten dabei viel Spaß.
	Frau A. möchte nicht mehr an der Gruppe teilnehmen, Fühlt sich vom Anspruch überfordert. Wird in die Einzelangebote mit einbezogen.

7

Tab. 22: Einzelangebote

Angebot	Beispielhafte Formulierungen
Kreuzworträtsel machen und Zeitschriften lesen	Frau B. freut sich beim Raten über ihr Wissen und gibt beim Lesen von Artikeln ihre Meinung zum Besten.
Memory	Herr L. konnte sich über längere Zeit konzentrieren. Verbesserung zur Vorwoche war zu erkennen.
Gedächtnistraining	Gedächtnistraining wurde von Frau L. abgelehnt. Alternativ wurde ein Gespräch geführt. Frau N. möchte lieber zu Gymnastik gehen. Eine individuelle Förderung ist bei Frau K. nicht mehr möglich (zu starke kognitive Einschränkungen).

Angebot	Beispielhafte Formulierungen
Rechenaufgaben stellen	Frau P. erzählte, dass sie schon immer gut im Kopfrechnen war, da sie im Geschäft ihres Vaters an der Kasse arbeitete.
Tiergeschichte vorlesen und anschließend nachfragen, welche Tiere in der Geschichte vorkommen	Herr H. konnte sich bis auf ein Tier an alle erinnern und war sehr zufrieden mit seiner Leistung.

7.5   Musik- und TV-Angebot

Musik fördert nicht nur durch bloßes Zuhören, sondern vor allem durch Mitmachen, Bewegung oder Singen, die Aktivität der versorgten Personen. Zudem kann Musik als Zerstreuung und zur Stimmungsaufhellung genutzt werden. Hier sollten Sie daran denken, dass die Geschmäcker verschieden sind. Sprechen Sie mit dem Bewohner selbst und/oder seinen Angehörigen, welche Musik bzw. welches TV-Programm besonders gefällt oder gefallen hat. Insbesondere zu Menschen mit Demenz kann durch die Musik eine Verbindung aufgebaut werden. Auch für immobile oder depressive Menschen ist Musik sehr wichtig.

Tab. 23: Gruppenangebote

Angebot	Beispielhafte Formulierungen
Gemeinsame Singrunde	Alle sangen gern mit.
Alte Volkslieder gesungen.	Sogar Herr O. hat mitgesungen.
Singen von Wein- und Schunkelliedern, wobei ein Gläschen Wein getrunken wird.	Frau I. sang vor und die Gruppe sang nach.
Weihnachtslieder singen und Weihnachtsbilder von früher ansehen.	Hat allen Spaß gemacht.
Weihnachtslieder singen und alte Fotos von früher anschauen.	Die Gruppe hat daraufhin viel von Weihnachtsbräuchen von früher erzählt.
Lieder auf Gitarre vorspielen.	Es sangen alle eifrig mit und alle hatten viel Vergnügen an den gesungenen Liedern.

Angebot	Beispielhafte Formulierungen
Kirchweihlieder singen.	Frau L. sang das Lied vor. Alle sangen begeistert mit und lachten viel.
Musik und Bewegung	Herr P. kam heute mit seinen Schifferklavier es wurde viel gesungen und getanzt, alle hatten großen Spaß dabei.
Film anschauen	Es wurde der Film »Sissi« angesehen und über die Schauspieler diskutiert.
Klaviernachmittag gestalten.	Alle Senioren waren mit Freude dabei.
Musikinstrumente einsetzen.	Es wurde gesungen und viel gelacht.
Dokumentarfilm über Region ansehen.	Anhand dessen wurde ein Ausflugsziel festgelegt. Alle freuen sich auf den Ausflug.

7

Tab. 24: Einzelangebote

Angebot	Beispielhafte Formulierungen
Volkslieder anhören	Frau S. lachte oft und sang mit.
Marienlieder singen	Herr K. sang im Kirchenchor und möchte nur Lieder dieser Richtung singen.
Musik hören	Frau A. kann selbst nicht mehr singen, entspannt sich aber beim Hören von Klassik. Herr P. möchte am Musikangebot nicht teilnehmen, war nach eigenen Angaben schon immer unmusikalisch und Musizieren bereitet daher keine Freude. Herr K. möchte nur bestimmte Lieder singen. Lehnt alles andere ab. Frau O. kann nicht mehr singen. Möchte aber trotzdem am Musikangebot teilnehmen. Genießt das Zuhören und entspannt sich dabei. Frau M. hat sich zum Klaviernachmittag bringen lassen, fand den Klaviernachmittag gelungen, und freut sich darüber.
(Tier-)filme	Frau W. hat danach von ihren Tieren zu Hause erzählt.

7.6 Kochen, Backen, Kaffeerunde und hauswirtschaftliche Tätigkeiten

Zusammen kochen, backen und gemeinsam essen stärkt das Gemeinschaftsgefühl und ermöglicht die zeitliche Orientierung. Mit hauswirtschaftlichen Tätigkeiten wie z. B. Geschirr spülen und abtrocknen können sich viele Bewohner identifizieren. Altvertrautes Können und Wissen werden reaktiviert und führen zu sichtbaren Erfolgserlebnissen.

Tab. 25: Gruppenangebote

Angebot	Beispielhafte Formulierungen
Kaffeerunde	Frau D. beteiligt sich in der Kaffeerunde am Gespräch über Sonntage früher, musste dabei über manche Sonderheiten lachen. Frau F. machte Scherze und erzählte Witze während der Kaffeerunde, was für viel Gelächter sorgte. Während der Kaffeerunde wurde ein Gesprächskreis geführt. Bewohner erzählten von früher und verloren sich in der Vergangenheit. Anschließend noch Artikel aus einer Gartenzeitung vorgelesen. Es gab gute Tipps von den Bewohnern.
Essenkochen	Frau H. half beim Essenkochen mit, schälte die Kartoffeln zwar langsam, strengte sich aber gerne an, weil sie sich auf das Essen freute.
Gemeinsam essen	Alle genossen an der langen Tafel das selbstgekochte Essen, die Essenszeit dehnte sich über eine Stunde aus, da dabei eine ausgedehnte Unterhaltung stattfand, hat allen viel Spaß gemacht
Menüs planen	Am Mittagstisch diskutiert und entschieden, was am Samstag gekocht wird, Frau M. gab sich mit der Mehrheitsentscheidung zufrieden
Kirschkuchen backen	Frau M. und Frau H. haben die Kirschen entkernt: Herr K. und Frau W. haben den Teig geknetet. Danach haben alle den Kuchen mit Kirschen bestückt. Freuen sich auf den Nachmittagskaffee mit frischem Kirschkuchen. Frau G. konnte das Naschen nicht lassen, da ihr der Kuchen sehr gut schmeckte.
Bratäpfel	Walnüsse für Bratäpfel geknackt und geschnitten. Es freuen sich alle auf die Zubereitung und den Verzehr der Bratäpfel.

Angebot	Beispielhafte Formulierungen
Punsch	Alle haben zusammen Punsch gebraut. Es hatten alle viel Spaß beim Schneiden der Früchte und dem Mischen der Zutaten. Sie redeten dabei über Früher und verschiedene Weihnachtsbräuche.
Plätzchen backen	Selbst gebackene Plätzchen mit Marmelade gefüllt und verziert. Es wurde zwischendurch immer wieder heimlich genascht. Frau H. schaut in der Gruppe gerne zu beim Backen, möchte sich selbst aber nicht mehr beteiligen.
Marmelade einkochen	Marmelade aus Erdbeeren gemacht. Alle hatten viel darüber zu erzählen, wie früher Marmelade gekocht wurde.
Gemeinsame Putzaktion	Viele Teilnehmer sind mit Eifer dabei. Frau C. möchte keine hausfraulichen Tätigkeiten durchführen, schaut aber gerne zu.

Tab. 26: Einzelangebote

7

Angebot	Beispielhafte Formulierungen
Plätzchen/ Kuchen backen	Frau I. wollte heute Butterplätzchen backen. Beim Backen erzählte sie, dass sie schon immer sehr gerne und viel gebacken hat. Den selbstgebackenen Kuchen gemeinsam mit Frau P. aufge-schnitten und verteilt, freut sich über das Lob, dass der Kuchen gut schmeckt. Frau J. lehnt das Kochen und Backen ab, redet aber gern über früher. Frau K. rührt gern den Kuchenteig, und schaut zu, wenn dieser im Ofen aufgeht.
Kochen	Mit Frau O. über besondere Kochrezepte gesprochen, hat früher sehr gern gekocht.
Geschmackstrai-ning	Mit Frau W. Geschmackstraining gemacht, hat einige Kuchen-zutaten erkannt. Geschmackssinn angeregt durch Gabe von klein geschnittenem Obst, Herr P. hat dieses mit Genuss gegessen. Frau F. schneidet Obst unter Anleitung klein und freut sich über den Obstsalat.

Bei der hauswirtschaftlichen Versorgung sollten die Pflegekräfte die Bedürfnisse bzw. Wünsche der Bewohner gut kennen. Ein einfaches Formular sorgt für Sicherheit:

Tab. 27: Formular zur hauswirtschaftlichen Versorgung

Hauswirtschaftliche Versorgung

Küche/Essenszubereitung

☒ Normalkost   ☐ Schonkost
☐ Diabetiker   ☐ vegetarisch   Name: *fr. H.*

Frühstück

Getränke	Essen	Zubereitung	Sonstiges
☒ Kaffee	☒ Brötchen	☐ Brötchen streichen	
☒ Milch	☒ Vollkornbrötchen	☐ Brot streichen	
☐ Kakao	☐ Brot	☐ Brot ohne Rinde	
☐ Tee	☐ Vollkornbrot	☒ Alles streichen	
	☐ Weißbrot	☐ Klein schneiden	
	☐ Hörnchen	☒ Halbieren	
	☒ Butter	☐ Bemerkung:	
	☐ Margarine		
	☒ Marmelade		
	☐ Diät-Marmelade		
	☒ Wurst		
	☒ Käse		
	☒ Quark		
	☒ Joghurt		

Mittagessen

☒ Tee	☒ Suppe	☒ geschnitten	
☐ Wasser	☒ Nachspeise	☐ püriert	
	☒ Obst		

Abendessen

☐ Kaffee	☐ Brötchen	☐ Brötchen streichen	
☐ Milch	☐ Vollkornbrötchen	☐ Brot streichen	
☐ Kakao	☒ Brot	☒ Brot ohne Rinde	
☒ Tee	☒ Vollkornbrot	☒ Alles streichen	
	☐ Weißbrot	☐ Klein schneiden	
	☒ Butter	☒ Halbieren	
	☐ Margarine	☐ Bemerkung:	
	☒ Wurst		
	☒ Käse		
	☐ Quark		
	☒ Joghurt		

Das mag die versorgte Person gern:
Das mag sie nicht:

7.7   Gottesdienste und Religionsausübung

Die Frage nach dem Sinn des Lebens stellt sich für jeden Menschen. Religion und Glaube geben darauf eine Antwort. Ein wichtiger Schwerpunkt ist die seelsorgliche Begleitung wie z. B. Gottesdienste, Besuchsdienste durch die örtliche Pfarrgemeinde. Selbstverständlich gehört auch die Ausübung der Religion zu den wichtigen Lebensinhalten eines gläubigen Menschen, sei er nun Moslem, Christ, Hindu, Buddhist etc.

Tab. 28: Gruppenangebote

Angebot	Beispielhafte Formulierungen
Fernsehgottesdienst schauen	Frau M. schaut in der Gemeinschaft den Fernsehgottesdienst, sang bei den bekannten Liedern mit, hat dadurch auch andere Bewohner motiviert mitzusingen. Mit Frau O. danach noch über Gott und die Welt gesprochen, fand die Unterhaltung sehr angenehm. Bewohner haben gemeinsam den Gottesdienst im Fernsehen gesehen und die Lieder mitgesungen. Nach einer Stunde Fernsehgottesdienst mit dem Papst wurde es den Bewohnern zu viel. Es wurden noch einige Kirchenlieder gesungen, bevor zum Alltag zurückgekehrt wurde.
Gottesdienst im Haus	Am Gottesdienst im Haus haben heute ... Bewohner teilgenommen, haben heute sehr laut gesungen. Bewohner nahmen am evangelischen Gottesdienst im Wintergarten teil. Die Lesung machte Herr O. In der Gruppe an die verstorbene Frau G. gedacht und zusammen gebetet. Erntedank-Gottesdienst mit den Kindern von St. Johannis im Haus gestaltet. Alle Bewohner bekamen ein persönliches Geschenk. Frau O. und Herr E. haben sich so darüber gefreut, dass sie Tränen in den Augen hatten. Die anderen redeten noch nachmittags über den schönen Erntedank-Gottesdienst. Ostergottesdienst durch die Kinder von St. Martin im Haus gestaltet. Anschließend wurden die Bewohner in den Park gebracht, wo die Kinder die Ostereier suchten. Alle freuten sich über die versteckten Nestchen und bewunderten die frisch geschlüpften Küken. Trauergottesdienst für alle Verstorbenen. Für jeden Verstorbenen wurden von ausgewählten Anwesenden je eine Kerze angezündet und ein Gedenkspruch aufgesagt. Nach dem Gottesdienst waren alle in sich gekehrt.

7

Angebot	Beispielhafte Formulierungen
Gottesdienst außerhalb besuchen.	Herr I. war beim Gottesdienst in St. Johannis und fand ihn sehr schön. Christmette in der Johanniskirche mit der Gruppe besucht. Alle waren begeistert. Waren beim Aschermittwochgottesdienst und bekamen ein Aschekreuz auf die Stirn. Anschließend wurde über die Fastenzeit gesprochen. Einige erzählten aus ihrer Kindheit traurige und lustige Geschichten. Einige freuen sich schon auf Ostern, wenn die Fastenzeit vorüber ist.

Tab. 29: Einzelangebote

Angebot	Beispielhafte Formulierungen
Trauergottesdienst besuchen	Frau W. war nach dem Trauergottesdienst sehr traurig, weshalb ein beruhigendes Gespräch über ihre Ängste geführt wurde. Hat sich danach etwas besser gefühlt.
Besuche außerhalb ermöglichen	Frau A. wurde von ihrer Tochter zur Taufe ihres Urenkels abgeholt. Sie war den ganzen Vormittag sehr aufgeregt und freute sich auf einen schönen Nachmittag.
	Herr B. wurde am Vormittag zur Hochzeit seines Enkels abgeholt. Hat schon Tage vorher von nichts anderem gesprochen und war lange damit beschäftigt dass sein Anzug ordentlich sitzt. Frau Q. und Frau T. gehen jeden Freitag mit Begleitung durch einen Ehrenamtlichen in die Pfarrkirche. Sie freuen sich immer die ganze Woche auf den Gottesdienst. Zusammen den Gottesdienst in St. Martin besucht, der Gottesdienst hat Herrn S. gut gefallen. Frau O. möchte nicht über Kirche und Glaube sprechen, laut Aussage war sie schon 20 Jahre nicht mehr in der Kirche
Seelsorgerische Begleitung	Frau P. wurde vom Pfarrer besucht, freute sich über den Besuch. Herr Z. zum Beichten begleitet, fühlte sich danach befreit.
Religionsausübung ermöglichen	Für Herrn Ö. Gebetsteppich vorbereitet, konnte seinen Gebeten in einem ruhigen Raum nachgehen.

7.8 Spiele

Zur Freizeitgestaltung werden in vielen Einrichtungen Tisch- und Gesellschaftsspiele angeboten. Kognitive und soziale Fähigkeiten sollen so erhalten bleiben. Aber der Spaß am Spiel fördert auch das allgemeine Befinden
und die geistige Wachheit.

Tab. 30: Gruppenangebote

Angebot	Beispielhafte Formulierungen
Bingo	Frau Sch. hat ganz toll die Trommel gedreht. Herr O. hat sich gefreut, dass er gewonnen hat. Frau W. blühte richtig auf.
Rommé	In der Kleingruppe wurde Rommé gespielt, wobei alle viel Spaß hatten. Frau A. freute sich über ihren Sieg.
Gesellschaftsspiele	Bewohner haben zusammen Kappe-Auf gespielt. Hatten daran viel Freude. Es war ein gutes Gedächtnistraining. Würfeln (Kniffel) beim Dämmerschoppen fand großen Anklang. Es waren alle mit Begeisterung dabei. Es wurde Wein getrunken. Eine Runde Städtereisen gespielt. Nach Berlin, Hamburg, Bremen und wieder zurück. Es wurde entschieden, dass Hamburg die schönste Stadt ist. Weltreise anhand verschiedener Kataloge mit verschiedenen Stationen gemacht. Bewohner wurden nach ihrem Lieblings-urlaubsort gefragt. Anschließend wurde ein Land ausgewählt und ein Dokumentarfilm darüber angesehen. Alle waren mit Begeisterung dabei. Stadt-Land-Fluss gespielt. Hat allen sehr gut gefallen und viel Spaß gemacht. Herr B. hat sich darum bemüht, mög-lichst auf alles eine Antwort zu haben. Nintendo Wii über den Beamer und Leinwand gespielt. Den Teilnehmern wurden die verschiedenen Funktionen erklärt. Danach wurde mit dem Wii gekegelt. Alle waren mit Freude dabei und konnten gut mit den Knöpfen an der Konsole umgehen. Herr T. möchte in der Gruppe bleiben, aber nur zusehen und sich nicht aktiv beteiligen. Neues Reaktionsspiel gespielt. Kam nicht so gut in der Gruppe an. Fühlten sich dadurch überfordert.
Kegeln	Es strengten sich alle an. Frau S. streckte beide Daumen nach oben, als sie alle Kegel traf.

7

Tab. 31: Einzelangebote

Angebot	Beispielhafte Formulierungen
Kegeln	Frau H. hat viel Spaß beim Kegeln. Schaffte wenig Treffer, da sie laut ihrer Aussage zu schwach sei. Herr R. freute sich beim Kegeln sehr über den erreichten 2. Platz. Herr P. hat beim Kegeln zugesehen. Fand dies sehr schön und lachte dabei reichlich.
Gesellschaftsspiele	Frau I. spielte mit Eifer das Knopfspiel mit. Konnte jedoch den Sinn nicht verstehen. Frau K. lachte viel beim »Mensch ärgere dich nicht« spielen. Frau I. hatte Besuch von Ehrenamtlichen und spielte mit diesem Memory. Sie gab sich sehr viel Mühe und konnte so gewinnen. Herr K. wollte beim Memory nicht mitspielen, sah jedoch interessiert zu und gab Ratschläge. Mit Herrn F. Ballspiel auf dem Tisch gemacht. Herr V. hat den Ball gefangen und ihn nicht mehr abgegeben. Hat deswegen leicht gelächelt.

7.9   Bewegungsangebote

Durch gezielte Bewegungsangebote wie Gymnastik, Sitzgymnastik, Sitztanz, Sturzprävention usw. werden die einzelnen Körperpartien bewegt, die Mobilität und auch die Konzentration und Koordination verbessert. Dass Bewegung auch die Funktionen bei einer schweren Demenz stabilisieren kann, zeigt eine Untersuchung aus den USA. *»Die Ergebnisse zeigen, dass mit geringem Aufwand ein Gehprogramm für Menschen mit Demenz implementiert werden kann, mit positiven Auswirkungen auf körperliche und psychische Funktionen.«*[25]

Beim Sitztanz handelt es sich um eine rhythmische Körperbewegung. Sitztänze, die richtig ausgeführt werden, haben vielfache Auswirkungen wie z. B. die Verbesserung der Beweglichkeit, der Koordination, der Konzentration und der Reaktionsfähigkeit. Mit Hilfe der Sturzprävention lernen die Teilnehmer, ihre Mobilität zu verbessern und gewinnen somit mehr Selbstvertrauen und Lebensfreude.

---

[25] Ebd., S. 36

Tab. 32: Gruppenangebote

Angebot	Beispielhafte Formulierungen
Gymnastik	Mit Schwungtuch und Bällen Gymnastik gemacht, alle hatten viel Spaß dabei. Gymnastik mit dem Thema »Wir laufen zur Stadtkirche«. Alle machten eifrig mit und viele lachten bei der Erklärung und den Übungen zu den einzelnen Stationen.
Sitztanz	Sitztanz mit Musik und Tüchern, bei dem begeistert mitgemacht wurde. Bei bekannten Liedern wurde mitgesungen. Sitztanz mit Bällen und Tüchern geübt. Frau E. war stolz, dass sie das noch so gut kann. Sitztanz mit dem Motto »Eine Reise nach Rom« mit Musik gemacht. Alle waren eifrig dabei und haben sich bemüht. Die Gruppe war heute sehr unruhig und konnte sich nicht richtig konzentrieren. Sitztanz wurde abgebrochen und es wurden Lieder gesungen, um die Konzentration wieder herzustellen.
Sturzprävention	Herr E. machte bei der Sturzprävention seinen Möglichkeiten entsprechend sehr gut mit und genoss die anschließende Rückenmassage mit dem Igelball. Sturzprävention mit Hanteln und Beingewichten durchgeführt. Konnten nur leichte Übungen umgesetzt werden, da viele mit der Koordination Probleme hatten.
Sitzgymnastik	Sitzgymnastik mit Hanteln. Es haben alle gern mitgemacht und hatten viel Freude dabei.

7

Tab. 33: Einzelangebote

Angebot	Beispielhafte Formulierungen
Muskeltraining	Frau M. macht eifrig beim Muskeltraining mit, befürchtet Muskelkater zu bekommen, war enttäuscht, dass wir für die abschließende Igelmassage keine Zeit mehr hatten.
Sturzprävention	Herr M. nahm an der Gymnastik zur Sturzprävention teil. Konnte die vorgegebenen Übungen nicht umsetzen, zeigte jedoch trotzdem Spaß an der Bewegung.
Gehübungen	Übungen mit Herrn K. gemacht. Mit Rollator vom Zimmer in den Speisesaal gelaufen. Herr K. war stolz über die gemachten Fortschritte.

Angebot	Beispielhafte Formulierungen
Sitzübungen	Mit Frau E. und Frau T. mit dem Flexi-Bar verschiedene Sitzübungen gemacht. Beide äußerten, dass die Übungen sehr anstrengend seien.
Bewegungsspiele	Mit Luftballon einige Übungen gemacht, Frau E. hat es sehr gefallen. Mit Frau O. Bewegungsübungen im Sitzen gemacht, konnte sich nicht hinstellen. Hat ihr aber gut gefallen, möchte die Bewegungsübungen jetzt täglich machen.
Übungen bei Bettlägerigen	Im Bett die Gelenke von Herrn O. durchbewegt, mit etwas aktiver Unterstützung von ihm selbst. Er sagt es, wenn er Schmerzen hat oder es ihm zu viel wird.

7.10 Feste, Ausflüge und Veranstaltungen

Zu einem abwechslungsreichen Leben gehören vor allem auch die nicht alltäglichen Aktivitäten wie Theateraufführungen, Konzerte, Kino- und Museumsbesuche oder Diavorträge.

Ausflüge ins Grüne oder zu einer geeigneten Gastronomie schaffen ein abwechslungsreiches und lebendiges Angebot.

Organisieren Sie auch kleinere Feste in Ihrem Haus, denn diese sind bei Bewohnern und Angehörigen gleichermaßen beliebt. Dazu gehören Faschingsfeiern mit der Prinzengarde, Geburtstagsfeiern, der Ostersonntag mit der Eiersuche für die Kinder der Gemeinde, Sommerfeste, Gemeindefeste, Weinfeste, Adventsfeiern, Adventsbasar etc.

Tab. 34: Gruppenangebote

Angebot	Beispielhafte Formulierungen
Geburtstagsfeier	An der Geburtstagsfeier mit Herrn P. (Schifferklavier) und der Feenharfengruppe teilgenommen, haben Faschingslieder zum Besten gegeben, geschunkelt und getanzt.

Angebot	Beispielhafte Formulierungen
Jahreszeitliche Feiern	Anlässlich des St. Martinstags kamen die Kindergartenkinder mit ihren Laternen. Alle Bewohner waren im Speisesaal versammelt. Dort sangen die Kindergartenkinder für die Bewohner Martinslieder. Die Bewohner sangen leise mit. Nikolausfeier mit Musik. Es sangen alle mit großer Freude Nikolauslieder. Herr S. erkannte, dass ein Mitarbeiter sich als Nikolaus verkleidet hat und war begeistert. Frau G. hat sich ein Gedicht ausgesucht, welches sie zur Nikolausfeier vorgetragen hat. Sie war sehr stolz auf sich. Bewohner haben an der Weihnachtsfeier mit der Volksmusikgruppe und den Weihnachtsengel teilgenommen. Es wurden besinnliche Stunden verbracht. Frau R. und Herr M. waren sehr berührt. Bewohner nahmen an der nachmittäglichen Faschingsfeier teil. Alle amüsierten sich. Einige lachten und tanzten. Beim Annafest wurde viel gesungen und getanzt. Vom Musiker wünschten sich die Bewohner alte Lieder von früher. Die Makrelen und Würste haben allen gut geschmeckt, alle waren sehr fröhlich und teilweise erschöpft nach dem Fest.
Veranstaltungen	Märchennachmittag mit den Schulkindern. Alle Bewohner waren mucksmäuschenstill, als Stefan mit seiner Vorführung begann. Die Schulkinder wurden in die Szene integriert. Die Bewohner sahen aufmerksam zu. Die Märchenstunde gefiel den Bewohnern sehr. Heute Nachmittag fand ein Diavortrag statt. Die Bewohner verfolgten den Vortrag über Südtirol sehr aufmerksam und sprachen noch lange darüber. Dazu wurde Wein getrunken. Alle Bewohner waren am Nachmittag im Park unterwegs und haben den dortigen Weihnachtsmarkt begutachtet. Sie freuten sich über den Gesang des Chors und sahen sehr interessiert dem Kunstschnitzer mit der Kettensäge zu. Danach wurden noch Würstchen über dem offenen Feuer gegrillt. Körperlich eingeschränkten Bewohnern wurde durch das Personal oder Angehörigen und Besuchern geholfen. Alle waren zufrieden und erschöpft. Das Sommerfest in der Gruppe geplant, es wurden gute Vorschläge gemacht die auch umgesetzt werden. Alle freuen sich aufs Sommerfest.
Ausflüge und Fahrten	Kleingruppe ging zum Eis essen in die Stadt. Es wurde das schöne Wetter im Außenbereich des Lokals mit einer großen Portion Eis gefeiert.

7

Angebot	Beispielhafte Formulierungen
	Osterbrunnenfahrt in die Fränkische Schweiz. Es wurden neun Stationen angefahren. Die Brunnen fanden sehr viel Zuspruch. Danach zum Kaffeetrinken eingekehrt. Alle waren begeistert von dem schönen Nachmittag. Die Gruppe ging abends gemeinsam zum Karpfenessen ins Gasthaus. Alle aßen begeistert ihr Karpfenfilet und tranken noch ein Bier. Anschließend waren sie zufrieden und müde.

Tab. 35: Einzelangebote

Angebot	Beispielhafte Formulierungen
Konzertbesuch	Zwei Pflegekräfte besuchten mit Herrn B. ein Konzert eines Elvis-Imitators. Herr B. war hellauf begeistert und klatschte. Er war sehr mitgenommen als »Love me tender« gespielt wurde, da ihn dieses Lied an alte Zeiten erinnerte. Beim nächsten Lied, welches wieder rockiger war, hat er wieder kräftig mitgemacht. Es gab die Möglichkeit, mit dem Imitator ein Foto zu machen. Danach war Herr B. sehr glücklich und erschöpft.
Besuche im Heimatort	Herr A. wurde von seiner Tochter zum Kirchweihbesuch seines Heimatortes abgeholt. Besonders das Betzenaustanzen gefällt ihm immer sehr gut. Er kam mit frischen Krapfen und einem Lebkuchenherz mit der Aufschrift »Toller Kerl« gut gelaunt zurück und zeigte jedem das Herz.
Theater	Frau E., A., Z. und Herr O. gingen gemeinsam mit einer Pflegekraft zu »Waltraud und Mariechen« nach F. Alle kamen bestens gelaunt mit lustigen Geschichten zurück und erzählten die besten Szenen in der Morgenrunde. Frau N. wurde von ihrem Sohn zu einem Musicalbesuch (Tarzan) abgeholt. Sie freute sich schon lange auf den Tag, da sie schon früher häufig Musicals besuchte. Bei ihrer Rückkehr zeigte sie einige Bilder und das Programmheft vor.

7.11   Tiergestütze Therapie

Die Begegnung und die Pflege von Tieren bringen Abwechslung und Freude in den Alltag vieler Bewohner. *»Tiere bieten die Möglichkeit, über die Ansprache aller menschlichen Sinne Kontaktprozesse zu initiieren, die sich wiederum positiv* *auf den gesundheitlichen, kognitiven, sozialen und emotionalen Status demenziell erkrankter Menschen auswirken. Dadurch eröffnet sich die Chance für Pflegende, mit Hilfe von Tieren intensiver mit Betroffenen in Interaktion treten zu können.«*[26]

Die Sozialpädagogin Mandy Giruc erarbeitete im Rahmen ihrer Diplom-arbeit eine Tiergestützte Biografiearbeit (TGB), die sie auch praktisch mit großem Erfolg erprobte. *»Hauptbestandteil der TGB ist die damalige Tierhal-tung im ländlichen Bereich. Hühner, Kaninchen, Schafe, Ziegen und Schweine begleiteten Generationen von Menschen. Wer zusammen mit Tieren lebte, kann auf eine eigene, ganz individuelle Geschichte mit ihnen zurückblicken. Auch wenn Nutztiere aus ganz anderen Gründen als Haustiere wie Hund und Katze gehalten wurden, so standen auch Ziege und Schwein in enger Beziehung zum Menschen. Sie waren zwar keine Streicheltiere, aber Lebewesen, die den Alltag ihrer Besitzer mit gestalteten.«*[27]

7

Tab. 36: Gruppenangebote

Angebot	Beispielhafte Formulierungen
Tierbesuche	Es wurde über unseren Haushund gesprochen und erzählt. Benno (Hund) wurde dann hereingeholt und konnte von den Bewohnern gestreichelt werden. Anfangs waren einige noch zurückhaltend, sind dann jedoch langsam aufgetaut und haben dem Hund sogar einige Leckerli gegeben. Heute ist der Hund mit der Gruppe im Garten, jeder wirft den Ball. Alle lachen über den Hund und sind sehr ausgeglichen. Zwei Babyhasen mitgebracht. Kam in der Gruppe sehr gut an. Jeder wollte die kleinen Häschen streicheln und füttern. Gehege für die Hasen in Garten aufgestellt. Teilnehmer sagen, wie sie es haben möchten. Danach die Hasen ins Freilaufgehege gebracht, alle beobachten die Hasen, ob sich diese wohlfühlen. Hühner besucht und die Eier aus den Nestern geholt. Danach mit den Eiern Kuchen gebacken, alle freuen sich auf den Kuchen am Nachmittag

[26] Hegedusch E, Hegedusch L (2007: Tiergestützte Therapie bei Demenz. Die gesundheitsförderliche Wirkung von Tieren auf demenziell erkrankte Menschen. Schlütersche, Hannover, S. 11
[27] Giruc M (2011): Tiere, mit denen wir lebten. Tiergestützte Biografiearbeit mit Demenzkranken. Schlütersche, Hannover, S. 30

Tab. 37: Einzelangebote

Angebot	Beispielhafte Formulierungen
Tierbesuch	Für Frau A.'s Katze Munko mitgebracht. Liebt Katzen über alles. Hat die Katze gleich in den Arm genommen und mit ihr geschmust. Munko gefiel es ebenso, sie ging nicht mehr von Frau A. weg. Mehrschweinchen zum Streicheln mitgebracht, die Hände von Frau V. über das Fell streichen lassen, hat dabei gelächelt. Mit Frau R. zu den Hühnern gegangen. Hat extra Salat aus der Küche geholt, um die Hühner füttern zu können. Die Hühner sind zum Teil auf ihren Schoß geflogen. Frau R. fand dies sehr lustig und freute sich sehr darüber. Frau O. und Frau S. kümmern sich um die frisch geschlüpften Küken. Sie gehen sehr fürsorglich mit den Tieren um. Frau Ä. zu den Hasen gefahren, füttert diese jeden Tag. Heute hat sie Karotten, die die Tochter mitgebracht hat. Ist immer sehr glücklich, wenn sie die Hasen füttern kann. Frau Ä. geht täglich zu den Hühnern und gibt ihnen zu essen und spricht mit ihnen. Mit Herrn O. Vogelkäfig gereinigt. Findet es schön, wenn die Wellensittiche einen sauberen Käfig haben.

7.12 Dämmerschoppen/Nachtcafé

Wer abends gern in geselliger Runde zusammensitzt und über Politik ebenso gern plaudert wie über das Wetter und den Sport, der wird sich bei einem regelmäßig stattfindenden Dämmerschoppen/Nachtcafé oder anderen Treffen wohlfühlen.

Tab. 38: Gruppenangebote

Angebot	Beispielhafte Formulierungen
Diskussionskreis	Über den Euro diskutiert und verschiedene Szenarien aufgebaut, danach noch über früher gesprochen, Wein und Bier ausgeschenkt.
Diaabend	Schöne Bilder von Südtirol mit passender Musik anhand des Beamers gezeigt. Es wurde bei Wein und Leckereien viel über Südtirol gesprochen.

Angebot	Beispielhafte Formulierungen
Dämmerschoppen	Dämmerschoppen mit Wein und Bier. Es wurden Unterhaltungen über die Unterschiede zwischen Damals und Heute geführt. Es wurden die verschiedensten Themen ausgiebig erörtert. Zusammen Bratwürste gegrillt, Bier getrunken und unterhalten, war für alle ein schöner Abend. Frau W. geht gern zum Dämmerschoppen, nimmt aber an den Gesprächen nicht teil, sondern hört nur zu. Herrn A. zum Dämmerschoppen bringen und abholen, legt Wert darauf teilzunehmen
Spieleabend	Stadt, Land, Fluss gespielt; war sehr lustig, alle haben viel gewusst.
Nachtcafé	Zum Nachtcafé war ein Musiker mit Gitarre da, alle haben bei den Liedern mitgesungen und freuten sich über den schönen Abend.

7

7.13   10-Minuten-Aktivierung

Die 10-Minuten-Aktivierung ist speziell für Menschen mit Demenz ein wichtiges Instrument, um sie körperlich und geistig zu aktivieren und ihre Sinne anzuregen.

Grundlage dieser Art der Aktivierung ist der Einsatz vertrauter Gegenstände aus der Vergangenheit des Teilnehmers. Als bester Zeitpunkt für den Einsatz gilt der Vormittag. Die 10-Minuten-Aktivierung sollte spätestens nach dieser Zeit abgebrochen werden, um eine Überforderung zu vermeiden.

Bei der 10-Minuten-Aktivierung in der Gruppe müssen Sie darauf achten, dass die Teilnehmer ähnliche Interessen haben. Starten Sie immer mit dem gleichen Ritual, z. B. Morgenrunde, Gebet oder einem Lied. *»Anhand der Materialien aus dem Leben alter Menschen entwickeln sich Gespräche sowie Rückbesinnungen. Mit »Erinnerungsschlüsseln« kann das Langzeitgedächtnis aktiviert werden.«*[28]

---

[28] Höwler E (2004): Gerontopsychiatrische Pflege. Lehr- und Arbeitsbuch für die Altenpflege. Brigitte Kunz Verlag, Hannover, S. 305

Tab. 39: Gruppenangebote

Angebot	Beispielhafte Formulierungen
Gespräche	Heute über Schmuck gesprochen, hatte Schmuckkästchen mit Ringen, Halsketten, Bilder von früher dabei. Alle haben erzählt, was sie für Schmuck besaßen und wo sie diesen her hatten. Danach wurde der Schmuck analysiert, ob er echt ist. Dabei wurde viel gelacht und festgestellt, dass alles Modeschmuck ist. Heute über verschiedene Gewürze gesprochen und daran riechen lassen, hatte verschiedene Gewürzsorten dabei, die erraten werden mussten. Am häufigsten wurde Curry und Pfeffer erraten. Bei den anderen Sorten wurde meist nachgeholfen. Teilnehmer waren bei einigen Gewürzen erstaunt, dass sie diese erkannten.
Geschmacks-training	Schmecken von Obst und Gemüse. Es wurden jeden Teilnehmer ein Stück Obst o. Gemüse gereicht. Jeder musste erraten, was es für Obst/Gemüse war. Bis auf ein Stück wurden alle erraten. Frau P. macht bei Gruppe mit, schaut aber nur zu.
Liedersingen	Zusammen bekannte Lieder gesungen. Alle stimmten mit ein und freuten sich, dass sie die Lieder auch ohne Liederbuch mitsingen konnten.
Projekt Vogel-haus	Heute mit den Teilnehmern über ein Vogelhäuschen gesprochen, das gebaut werden soll. Zuerst wurde darüber gesprochen, für welchen Vogel ein Häuschen gebaut wird. Die Gruppe hat sich für ein Meisen-Vogelhäuschen entschieden. Alle freuen sich auf das nächste Treffen. Plan fürs Vogelhäuschen gezeichnet. Hatte einige Vordrucke dabei. Teilnehmer sind begeistert. Frau W. möchte das Haus später bemalen. Der Hausmeister wurde zur Runde eingeladen. Es wurde mit ihm festgelegt, dass er die Teile für das Vogelhäuschen ausschneidet. Alle freuen sich auf den nächsten Tag, wenn sie das Häuschen zusammenbauen können. Alle sind mit Begeisterung dabei, ihr Vogelhäuschen zusammen zu schrauben, alle benötigen Hilfe. Es halfen der Hausmeister und noch eine Pflegekraft. Jeder freute sich über sein fertiges Vogelhäuschen. Die Vogelhäuschen werden von einigen Teilnehmern bemalt. Sie sind alle sehr schön und jeder freut sich auf Morgen, weil die Häuschen dann an den Bäumen befestigt werden. Heute werden die Vogelhäuschen befestigt, jeder Teilnehmer sagt dem Hausmeister, wo sein Vogelhäuschen hin soll. Die Teil-nehmer sitzen im Garten und schauen zu, wie der Hausmeister die Vogelhäuschen befestigt. Alle sind glücklich über ihre Arbeit.

Tab. 40: Einzelangebote

Angebot	Beispielhafte Formulierungen
Gespräch über die frühere Arbeit	Mit Herrn A. über seine Arbeit gesprochen. Er war früher im Büro einer Bekleidungsfirma tätig. Hatte Utensilien wie Schreibmaschine Stifte, Rechenmaschine usw. dabei. Hat mir erzählt, wie sein Tag so war. Hat sich sehr über die Schreibmaschine gefreut. Mit Frau W. übers Kochen unterhalten. Sie war früher Köchin im Kloster. Hatte Utensilien wie Schneebesen, Fleischklopfer, Kochlöffel und Töpfe dabei. Haben viel über die kleinen Töpfe gelacht, Frau W. musste für ca. 80 Leute kochen.
Gespräche über Hobbys	Mit Frau Ä. geschaut, welches Vogelhäuschen von welchen Vogel angenommen wurde. Findet es sehr spannend, zuzuschauen und darüber zu sprechen, denn sie hatte selbst einen großen Garten mit vielen Vögeln.

7

7.14 Einzeltherapie für immobile Bewohner und Menschen mit Demenz

Auch hier ist das Angebot auf die individuellen Interessen der Bewohner abgestimmt. Gespräche, Besuche mit Hund, Hase oder anderen Tieren, Vorlesen, verschiedene Sinnesanregungen und vieles mehr entsprechen der speziellen Situation immobiler und Menschen mit Demenz.

Tab. 41: Einzelangebote

Angebot	Beispielhafte Formulierungen
Beruhigen	Herr K. hat Weglauf-Tendenz. Es wurden beruhigende Gespräche über seinen Beruf geführt (war früher Architekt). Herr K. lies sich hierdurch ablenken und beruhigen. Frau E. ist sehr traurig und durcheinander, da sie sehr viel vergisst. Es wurde ein beruhigendes Gespräch mit ihr gefühlt, dadurch konnte sie etwas aufgemuntert werden.
Sinne anregen	Frau H. versuchte beim Geschenke verpacken mitzuhelfen, schaute aufmerksam zu und bewunderte die flauschigen Socken.

Angebot	Beispielhafte Formulierungen
Biografisch arbeiten	Mit Frau W. häusliche Arbeiten verrichtet wie Wäsche zusammenlegen und Geschirr spülen. Frau W. benötigte danach ihre Ruhe.
Mobilisieren	Frau F. wurde kurzfristig in einem Sessel mobilisiert. Sie war wach und aufmerksam. Es schien ihr gut zu gefallen. Sie hat sich im Wintergarten umgesehen und das Treiben beobachtet.
Anregen	Frau X. hatte Besuch von ihrer Familie. Sie war wach und aufmerksam. Es schien, als ob sie etwas sagen wollte. Herr B. bekam heute zwei Bilder vom Elvis-Konzert mitgebracht, wo er mit ein einer Pflegekraft war. Er hat sich sehr gefreut und die gerahmten Bilder auf seinen Nachttisch gestellt.

Tab. 42: Massage, Stimulation der Sinne und Wellness, Snoezelen

Angebot	Beispielhafte Formulierungen
Wohlfühlbad	Frau O. nahm ein Wohlfühlbad mit Aromaöl und Lieblingsmusik, hierbei konnte sie sich entspannen. Anschließend war Frau O. sehr ausgeglichen.
Entspannung	Entspannungsübung mit Herrn U. zu Musik und beruhigenden Worten durchgeführt. Hat sich entspannt und ist dabei eingeschlafen.
Massage	Frau E. mit Igelball massiert. Im Hintergrund lief leise Musik. Frau E. konnte dabei gut entspannen. Bei Frau Z. Handmassage mit Aromaöl gemacht. Bewohnerin konnte sich dabei entspannen. Handmassage zur Kontrakturprophylaxe durchgeführt. Frau W. war sehr entspannt. Hat die Hand geöffnet, stets Blickkontakt gehalten. Ihre Atmung war sehr ruhig.
Stimulation	Stimulation des Geschmackssinnes mit Suppe angeregt. Frau X. war nicht begeistert und hat gespuckt. Mit einem in Radler (hat gern Radler getrunken) getränkten Tupfer Geschmackssinn stimuliert. Nachrichtensender (hat früher schon immer gern die Nachrichten angehört) eingeschaltet. Frau X. war wach und aufmerksam.

Angebot	Beispielhafte Formulierungen
	Haare gewaschen und nach Wunsch frisiert. Frau P. hat das sehr genossen. Mit Frau W. in den Garten gegangen und ihr verschiedene Pflanzen in die Hand gegeben und ihr gesagt, um was es sich handelte. Sie befühlte die Pflanzen und sah sich im Garten um. Mit Frau T. mit Rollstuhl im Garten spazieren gefahren. Sie bekam rote Wangen von der frischen Luft und sah zufrieden aus.
Basale Stimulation	Basale Stimulation mit dem Igelball durchgeführt. Frau W. entspannte die Muskeln dabei und schloss die Augen. Bei Frau O. Basale Stimulation® durchgeführt. Arme, Hände und Beine wurden mit Öl massiert. Sie konnte sich ganz entspannen. Durchführung einer Basalen Stimulation® (Ganzkörperwäsche) im Bett. Frau X. war danach sehr entspannt.
Snoezelen*	Frau A. hat den Aufenthalt im Snoezelen-Raum sehr genossen. Sie »schwebte« nach eigener Aussage und möchte dieses Angebot gern jede Woche nutzen.

7

* Der Begriff »Snoezelen« ist ein Kunstwort aus den zwei niederländischen Worten »snuffelen« (schnüffeln = tun, was man will) und »doezelen« (dösen = entspannen). Snoezelen findet meist in speziell ausgestatteten Räumen. In einer ruhigen, entspannten und stimmungsvollen Atmosphäre werden die primären Sinne durch Musik, Lichteffekte, leichte Vibrationen, taktile Stimulationen und angenehme Gerüche angesprochen. Diese sanften Reize fördern ein Gefühl von Wohlbefinden, Sicherheit und Entspannung, ohne irgendwelche intellektuellen Anforderungen an den Menschen zu stellen.

7.15 Tagespflege

Die Tagespflege bietet pflegebedürftigen Menschen einen Ort, an dem sie sich tagsüber gut betreut wissen. Je nach Bedarf kann die Tagespflege ein- oder mehrmals in der Woche besucht werden. Der Grund für die Nutzung der Tagespflege ist von Fall zu Fall verschieden. So kann Tagespflege nach einer schweren Erkrankung, einem Krankenhausaufenthalt o.ä. eine qualifizierte Nachsorge sicherstellen. Dabei dient sie nicht nur zur Aktivierung und Förderung der vorhandenen Ressourcen, sondern sie erleichtert den älteren Menschen auch den Kontakt zu anderen: Man kommt wieder unter Leute, erfährt gute Pflege und Betreuung.

Tab. 43: Einzelangebote

Angebot	Beispielhafte Formulierungen
Kommunikation	Frau P. hat nach dem Frühstück Äpfel geschält und vor dem Mittagessen ist sie ins Plauderstübchen gegangen und hat sich mit anderen unterhalten. Hat sich heute über Frau A. aufgeregt, die auf ihrem Platz saß
Kochen	Frau V. kocht heute mit den Mitarbeitern das Mittagessen. Freut sich schon auf das Essen. Nach dem Mittagessen ins Bett gelegt, war etwas erschöpft vom Kochen. Am Nachmittag »Mensch ärgere Dich nicht« gespielt. Hat sich gefreut, als sie gewonnen hat.
Bewegung	Frau E. hat morgens im Garten bei der Gymnastik mitgemacht. Nach dem Mittagessen hat sie das Geschirr in die Spülmaschine geräumt und sich dann im Sessel ausgeruht. Am Nachmittag in der Kaffeerunde hat sie sich gut unterhalten und mitgesungen. Frau Ä. machte beim Ballspielen mit, so gut sie konnte. Danach entkernte sie zusammen mit Frau W. Pflaumen für den Kuchen am Nachmittag. Frau Ä.: »Mir gefällt es sehr gut hier!« Frau K. nimmt an der Gruppe teil, beteiligt sich aber nicht.
Beruhigung	Herr O. ist heute sehr unruhig, nimmt an keiner Aktivität teil. Beruhigendes Gespräch geführt, lässt sich zu einem Spaziergang mit anderen überreden. Nach dem Mittagessen ist er etwas ruhiger und schläft sogar etwas. Am Nachmittag nahm er am Gedächtnistraining »Sprichwörter erraten« teil.
	Herr M. ist heute sehr teilnahmslos, möchte nur im Sessel sitzen und seine Ruhe. Zum Mittagessen motiviert, hat etwas gegessen und sich danach ausgeruht. Am Nachmittag hat er bei der Gymnastik zugeschaut, wollte aber selbst nicht mitmachen.
Ausflüge	Ausflug zum Wochenmarkt. Einkauf von frischem Obst. Obst für das Mittagessen als Obstsalat vorbereitet. Danach waren alle Beteiligten erschöpft und mussten sich ausruhen.

7.16 Betreuungsgruppen

Betreuungsgruppen können einmal die Woche oder öfter stattfinden. Diese Treffen dienen meist zur Entlastung pflegender Angehörige. In der Betreuungsgruppe gibt es ein Durchführungsprotokoll, das von Einrichtung zu Einrichtung. Meist treffen sich Betreuungsgruppen am Nachmittag zum Kaffeetrinken. Danach wird das Thema des Nachmittags vorgestellt.

Thema »Tiere im Winter«
Es wurde in der Runde über die Tiere im Winter gesprochen und danach eine Geschichte Vorgelesen. Danach folgte das Gedächtnistraining und es wurden Tierlieder gesungen. Zum Schluss das Abschlusslied und Gebet.

Zusammenfassung: Nach dem das Thema vorgestellt wurde, erzählten einige Teilnehmer das sie ein Vogelhäuschen haben und im Winter die Vögel füttern. Herr W. war früher Förster und erzählt von den Fütterungen der Tiere im Wald wie z. B. Rehe, Wildschweine. Es wurden einige Geschichten von Tieren vorgelesen und danach in die Runde gefragt welche Tiere in der Geschichte vorkamen. Zum Schluss wurden noch einiger Lieder gesungen.

Thema »Bewegung mit Musik und Sitztanz«
Verschiedene Musikinstrumente vorgestellt. Die benannten Instrumente spielen lassen. Konzentrationstraining wie Instrumente nach Rhythmus und Takt einsetzen. Danach Lieder erraten. Später Sitztanz gemacht. Zum Schluss das Abschlusslied und Gebet.

Zusammenfassung: Ein Teil der Besucher machte begeistert beim Sitztanz mit. Das Ausprobieren der Musikinstrumente wurde überwiegend mit Freude angenommen aber es bedarf noch der Übung.

7

Literatur

Dialog- und Transferzentrum Demenz (2012). Newsletter und Forschungsmonitoring 2/2012. Witten/Herdecke

Faißt M (2010): Der Pflege-TÜV. Was stationäre Pflegeeinrichtungen über die MDK-Noten wissen müssen. BoD, Hamburg.

Giruc M (2011): Tiere, mit denen wir lebten. Tiergestützte Biografiearbeit mit Demenzkranken. Schlütersche, Hannover.

Hegedusch E, Hegedusch L (2007): Tiergestützte Therapie bei Demenz. Die gesundheitsförderliche Wirkung von Tieren auf demenziell erkrankte Menschen. Schlütersche, Hannover.

Hellmann S (2018): Formulierungshilfen für die Pflegeprozessplanung. Hannover: Schlütersche, Hannover.

Höwler E (2016). Gerontopsychiatrische Pflege. Lehr- und Arbeitsbuch für die Altenpflege. Brigitte Kunz Verlag, Hannover.

Institut für Pflegewissenschaft, Entwicklung der Instrumente und Verfahren für Qualitätsprüfungen nach §§ 114ff.SGBXI und die Qualitätsdarstellung nach § 115 Abs. 1a SGB XI in der stationären Pflege. Abschlussbericht: Darstellung der Konzeptionen für das neue Prüfverfahren und die Qualitätsdarstellung, Bielefeld/Göttingen,

König J, Zemlin C (2013). Menschen mit Demenz. Lebensqualität schenken – Bestnoten am MDK sichern. Schlütersche, Hannover

MDS e.V. (Hrsg.) (2005): Grundsatzstellungnahme Pflegeprozess und Dokumentation. Handlungsempfehlungen zur Professionalisierung und Qualitätssicherung in der Pflege. Essen: o.V.

MDS e.V. (2019): Fragen und Antworten zur neuen Qualitätsprüfung für Pflegeheime ab 2019. Im Internet: www.mds-ev.de

Sulz K Sulz J (2005): Emotionen. Gefühle erkennen, verstehen und handhaben. CIP-Medien, München.

Urban A, Staack S (2011): 10-MinutenAktivierung. Aktivieren von Menschen mit Demenz im Pflegealltag leicht und schnell umsetzen. Pro PflegeManagement, Bonn.

Register